AF402041

TABLEAU

HISTORIQUE ET RAISONNÉ

DES ÉPIDÉMIES

CATHARRALES,

Vulgairement dites LA GRIPPE;

Depuis 1510 jufques & y compris celle de 1780,

AVEC

l'indication des traitemens curatifs & des moyens propres à s'en préferver.

Par M. SAILLANT, *Doct. Rég. de la F. de M. de Paris.*

Legendis libris morborum obfervationes continentibus incumbe, novas quotidie inftitue & adnota. BAGLIVI.

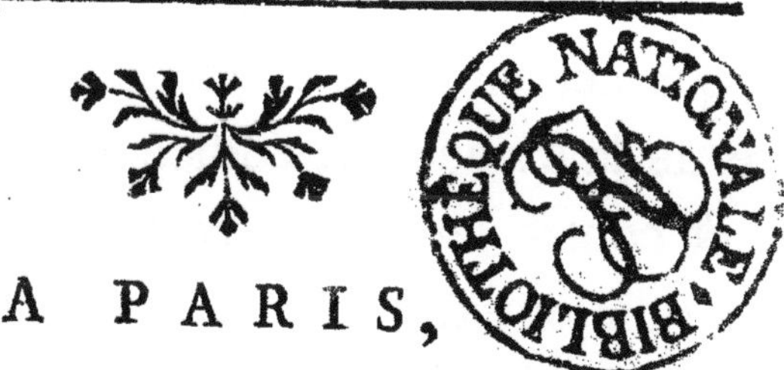

A PARIS,

Chez
{
DIDOT jeune, Quai des Auguftins.
Ve. DESAINT, rue du Foin Saint-Jacques.
NYON aîné, rue du Jardinet.
MEQUIGNON, rue des Cordeliers.

M. DCC. LXXX.

TABLEAU

HISTORIQUE ET RAISONNÉ

DES

ÉPIDÉMIES CATHARRALES.

'Obſervation eſt, dans la Méde-
cine comme dans la Phyſique,
la véritable maniere d'étudier la
Nature : c'eſt elle qui caractériſe les grands
Médecins, les diſciples d'Hypocrate : c'eſt
ſur elle, comme ſur le ſeul fondement ſo-
lide, que cet habile Architecte a bâti l'é-
difice de la Médecine, édifice inébranla-
ble, & contre lequel les vents des différentes opinions de tous les ſiecles briſe-
ront en vain tous leurs efforts. Mais s'il eſt
des circonſtances où l'on ſente toute l'im-
portance de l'obſervation, c'eſt principa-

A

lement dans les maladies épidémiques.

Ces maladies en effet femblent avoir prefque toutes un génie particulier qui exige du Médecin l'attention la plus fcrupuleufe, & la prudence la plus confommée. La faifon, la conftitution de l'air, la fituation des lieux, le tempérament, le régime ordinaire des malades, leurs occupations, leurs nourritures, leurs boiffons, &c. font autant de circonftances différentes, qu'on ne doit pas perdre de vue. Mais il en exifte encore d'autres qui échappent à nos fens, & qui font quelquefois échouer les remedes les plus propres en apparence à détruire le mal.

Appliquons ces principes aux épidémies catharrales. Dans le traitement de ces épidémies, comme dans celui de plufieurs autres, les avis font partagés. Les uns fachant que beaucoup de malades font morts après la faignée, prononcent abfolument que la faignée eft contraire ; d'autres vantent les diaphorétiques, parce qu'ils ont vu des guérisons opérées, même naturellement par les sueurs ; quelques-uns se déclarent pour les vomitifs, soit pour le kermès, soit pour le tartre stibié ; d'autres enfin pour les béchiques, les adoucissans, la thériaque, &c.

On ne peut asseoir de jugement sur ces divers traitemens sans le secours de l'observation. C'est ce qui m'a déterminé à raprocher dans un même tableau les épidémies de ce genre, & à parcourir celles qui ont été observées en différents temps. Si j'entre dans un long détail, c'est pour faciliter les points de comparaison, & mettre le lecteur à portée de faire lui-même des réflexions plus intéressantes que les miennes.

Je suivrai dans ce Mémoire le plan de Baglivi. Dans la premiere partie, je rapporterai les observations par ordre chronologique, sans les entremêler d'aucune réflexion : dans la seconde, j'établirai des regles de pratique tirées de ces observa-

tions comparées les unes aux autres, &
je préfenterai à la fin les moyens indiqués par les Médecins, pour fe préferver
des catharres.

PREMIERE PARTIE,

La route qu'Hypocrate avoit tracée a
été long-temps abandonnée. L'efprit de
fyftême a fuccédé à l'obfervation. Jufqu'au commencement du feizieme fiecle ,
on ne voit prefque point de defcription des
maladies épidémiques. On s'en occupoit
fi peu qu'en 1510, où il régna en France
une fievre catharrale épidémique , les Médecins la regarderent, dit Schenkius
comme une maladie nouvelle, & on lui
donna différens noms felon la différence
des fymptômes. Les uns l'appellerent *céphalalgie catharrale* d'autres *toux* ou *catharre*, d'autres enfin *coqueluche*, parce que
ceux qui en étoient attaqués étoient obligés de fe couvrir la tête d'une coqueluche ou coqueluchon,

Epidémie de 1557.

En 1557 elle infesta quelques pays, & un Médecin anonyme, cité par Riviere, la décrit ainsi. Dans le mois de Juillet de cette année, notre ville de Nîmes fut ravagée par une maladie épidémique qui n'épargnoit personne. On l'appelloit la *coqueluche*; elle étoit cruelle, & la plupart de ceux qu'elle attaquoit étoient enlevés les uns le 4 de la maladie, d'autres le 7, quelques-uns le 14. Ils étoient saisis par une toux accompagnée d'une violente inflammation à la gorge, d'une fievre continuelle, d'une douleur de tête cruelle. La toux ne laissoit pas prendre un moment de sommeil. A ces symptômes se joignoit une douleur de reins vive & continuelle, un enchiffrénement qui privoit les malades de l'inspiration de l'air par les narines. Ceux qui échapperent à cette espece de peste en furent redevables à la sueur fœtide qui découla de tous les mem-

Riv. Suppl. p. 136. Fr.

bres après une saignée & des pectoraux : mais il falloit que les forces des malades se soutinssent. Car s'ils venoient à être consumés par la diette & la fievre, ils tomboient dans un état d'épuisement qui les conduisoit tous au tombeau. Le secret consistoit donc à employer dès le commencement les remedes généraux saus perdre de temps. Mais la purgation devoit être douce, & rien n'étoit plus pernicieux que les violens catarctiques.

Épidémie de 1558.

Skench.
Préf.

En 1558 la même maladie fit quelques ravages indiqués par Skenchin.

Forest. L.
VI. Obf. 1,
1.

Forestus en fait aussi la description. Mais quoique cette maladie puisse être regardée en un sens comme catharrale à cause de la ressemblance de plusieurs de ses symptômes avec ceux du catharre, on doit la ranger dans la classe particuliere des maux de gorge épidémiques, dont l'histoire seroit trop longue pour l'insérer ici.

Épidémie de 1574.

En 1574 le vent du midi , dit Baillou , avoit régné tout l'été , & régnoit encore en automne. Ces deux faiſons avoient été fort pluvieuſes. On obſerva beaucoup de maux de dents , des enchiffrénemens avec écoulement d'une férofité âcre par le nez , des toux avec embarras & gêne des poumons , des douleurs , (ou ſuivant l'expreſ-ſion de l'auteur) des diſtillations ſur les parties inférieures.

Il y eut même quelques apoplexies. Le cerveau paroiſſoit ſi plein , que la moindre occaſion donnoit naiſſance à tous ces accidens. Les malades éprouvoient dans les omoplates & dans la poitrine des douleurs vagues ſemblables à celles de la pleuréſie. La multitude des remédes n'étoit pas avantageuſe: mais il falloit adoucir la férofité qui péchoit autant en quantité qu'en qualité , & procurer ſa coction.

Tom. I
Epiſt.

A iv

Épidémie de 1580.

Riv. Suppl.
Fr. p. 136.

En 1580, le Médecin anonyme, cité plus haut par Riviere, rapporte que dans son territoire de Nîmes, pendant les mois d'Avril & de Mai, il fortit de terre une prodigieuse quantité d'infectes. Les chemins en étoient tellement couverts, qu'en marchant on les écrafoit, pour ainfi dire, par milliers. Peu après il s'éleva une efpece de pefte, dont prefque perfonne ne fut à l'abri. Elle commençoit par la fievre & la toux : enfuite venoient les douleurs de tête & de reins. La fievre s'arrêtoit pendant quelque jours, bientôt elle prenoit de nouvelles forces, & tourmentoit de nouveau les malades plus cruellement. Quelquefois elle ne laiffoit aucun repos, & redoublant de plus en plus, elle les précipitoit en peu de jours dans le tombeau. Les uns étoient emportés rapidement par les fureurs de la phrénéfie, d'autres devenoient lentement les victimes d'une phthyfie qui les confumoit entiérement.

Il falloit, comme dans la maladie décrite précédemment, en venir, dès les premiers jours, aux remédes généraux. Le traitement étoit à-peu-près le même, & confiftoit en pectoraux, on purgations douces, (fans négliger, dit cet Auteur, de faire précéder la faignée) en chlyfteres rafraîchiffans, ventoufes, opiats & épithemes cordiaux, le tout accompagné & fuivi du régime convenable. Ces moyens adminiftrés à temps rétabliffoient la fanté.

Cette maladie dépeupla, dans la même année, plufieurs autres pays, & entr'autres, la Germanie & la ville de Rome, où elle enleva, au rapport de Skenchius, plus de 9000 habitans.

Sennert parle auffi du ravage qu'elle fit à la fin de l'été & au commencement de l'automne par toute l'Europe, & principalement à Rome; & il rapporte ce qui l'a rendu plus mortelle dans cette Ville.

Préf.
Skench.

A v

Sennert, tom. II, p. 53. De Ca- tarro & aussi epid.

Elle s'annonçoit par une douleur de tête & une chaleur fébrile, quelquefois par un assoupissement continuel, tel qu'on le remarque dans la peste, quelquefois au contraire par l'insomnie. Bientôt suivoient une toux séche, une douleur de poitrine, sur-tout du diaphragme, une âcreté de gorge, une langueur de l'estomac, enfin une espece de râle. La toux ne duroit pas long-temps, & cependant cette espece de râle se prolongeoit jusqu'au quatorzieme jour. Il survenoit des sueurs à quelques-uns qui commençoient à se rétablir, le trentieme ou quarantieme jour de la maladie. Ceux-là n'expectoroient pas beaucoup, mais la matiere morbifique étoit consumée par les sueurs; elle se faisoit aussi jour par les selles, ou par les urines. Cette maladie attaquoit indifféremment presque tout le monde : peu lui échappoient, mais il y en avoit peu qui succombassent, & il en mouroit à peine un sur mille. Il ne périt que ceux qui avoient dans les viſceres quelque vice ancien & profond , & ceux qui s'étoient fait tirer du ſang. Car l'ex-périence , ajoute-t-il , a prouvé que preſ-que tous ceux dont on avoit ouvert la veine , étoient morts ; & ſi cette maladie a été ſi mortelle à Rome , c'eſt peut-être , dit-il , que les Médecins Italiens ſont trop prompts à tirer du ſang , trop atten-tifs à la chaleur fébrile , & trop peu à la malignité & au venin caché.

Foreſtus écrivit ſur cette maladie de 1580 à ſon frere, qui lui demandoit ſon avis ſur la ſaignée. Il lui conſeille de ne point proſcrire entiérement la ſaignée , mais de ne pas la regarder comme un ſpécifique univerſel , ſi on l'emploie , dit-il, à propos, c'eſt-à-dire , 10. dans les premiers momens de l'invaſion , & en la faiſant ſuivre auſſi-tôt d'un lenitif ; 2°. dans le cas de pléthore ou de véritable inflammation , elle peut alors être utile & accélérer la guériſon: mais ſi l'on n'ap-

Liv. VI Obf. 3. Schol.

porte pas cette célérité, ou bien si la matiere est crue, si les malades sont foibles & pituiteux, & lorsqu'il n'y a point
de signe de plénitude, la saignée est per-
nicieuse. Il rapporte qu'il a vu dans cette
épidémie plusieurs personnes se guérir
elles-mêmes en prenant de la thériaque,
mêlée d'un peu de safran. En général il
blâme la saignée dans les maladies pro-
venant de la contagion de l'air, *cum semi-*
naria contagionis sanguinis missione non
possint educi : & dans celles qui sont malignes & pestilentielles, & qui attaquent
la substance même du cœur, la saignée
abat encore la force de ce viscere, &
ne fait (dit Wierus en parlant d'une épidémie gutturale des années 1564, 1565)
que développer & mettre en mouvement
la matiere vénéneuse qui se communique
plus promptement aux esprits & à la
masse du sang.

Wierus ,
p. 61, tract.

Épidémie de 1658.

Tract. de
eb. C. 17.

En 1658, il y eut une épidémie catharrale, dont Willis nous a laissé la description. L'hyver étoit excessivement froid, & avoit été précédé d'un été fort chaud. Le froid se prolongea assez avant dans le printemps, & continua de tenir resserrés les pores de la peau. Le *latex serosus*, dont le sang étoit surchargé, ne put se faire jour par la transpiration, comme il arrive ordinairement dans cette saison, il se reporta sur les poumons, & tout-à-coup, vers la fin d'Avril, l'épidémie catharrale vint comme un coup de foudre exercer ses ravages.

L'invasion de la maladie prenoit par une toux fatiguante, accompagnée de crachemens fréquens ; quelquefois aussi l'humeur se jettoit sur le palais, le gosier & les narines. Il s'y joignoit une intempérie fébrile avec chaleur, soif, dégoût, lassitude spontanée, & douleur gravative au dos & dans les membres. Cette fievre étoit moins sensible dans quelques-uns, & ne les empêchoit point de se livrer à leurs affaires ; mais ils se plaignoient en même-temps de défaillances, de langueur, de dégoût, de toux & de catharre. D'autres étoient retenus au lit avec une grande chaleur, une soif & une ardeur violente, fatigués par l'insomnie, l'enrouement & une toux presque continuelle : quelquefois il survenoit des crachemens de sang & assez fréquemment des déjections sanguinolentes. Les tempéramens foibles, les personnes âgées qui en étoient attaquées y succomboient pour la plupart ; mais ceux qui étoient d'une constitution plus saine & plus robuste se releverent presque toujours. Ceux qui périssoient finissoient comme les personnes hectiques, par un épuisement insensible & par un amas de matieres séreuses dans la poitrine, avec augmentation de fievre & difficulté de respirer.

Le traitement qu'il conseille consiste en antiputrides & pectoraux, & sur-tout en diaphorétiques : il conseille aussi la saignée pour désemplir les vaisseaux & arrêter la trop grande effervescence du sang due à la saison.

Épidémie de 1669.

En 1669, pendant l'été, il régna une maladie catharrale épidémique, indiquée par Ettmuller, & dont les symptômes étoient la toux, l'enchiffrénement, la douleur de tête, les douleurs de dos & de membres, les saignemens de nez & la diarrhée. Ce Médecin vint à bout de calmer tous ces symptômes, & de guérir les malades par les sudorifiques entremêlés de potions pectorales à cause de la toux, de boissons cordiales & anti-scorbutiques, à cause des douleurs & des foiblesses de membres, & par des emplâtres céphaliques malaxés avec de l'huile distilée de succin, à cause de l'enchiffrénement & des affections de la tête.

Ettm. tom III, p. 423

Épidémie de 1676.

Syden.
Obf. Med.
§ V, cap V.
Ettm. coll.
confult. c.
XXX.

En 1676, il y eut une épidémie, fur laquelle nous avons des détails & des vues pratiques d'Ettmuller & de Sydenham. La defcription eft d'Ettmuller, fa théorie peut fervir à expliquer les fymptômes des catharres.

La maladie commença vers la fin de Septembre & dura tout le mois d'Oĉtobre. Depuis plufieurs mois le temps étoit inégal & inconftant ; mais les pluies avoient été fréquentes & avoient caufé plufieurs inondations. Au commencement de Septembre, il s'éleva des brouillards épais que le foleil du midi diffipa pour quelques heures jufqu'à fon coucher, où le Ciel redevenoit pluvieux & humide. Cette température dura jufqu'à l'équinoxe, & donna lieu à la maladie que décrit ainfi Ettmuller.

Une tenfion & douleur gravative de la tête étoient les fymptômes concomitans de l'invafion.

Quelques jours après furvenoit une toux fréquente, aigre, profonde, très-fatigante, dans le commencement féche, ou fans autre expectoration que quelques crachats affez fouvent teints, & plus violente pendant la nuit. Après quelques jours elle devenoit humide & finiffoit avec l'excrétion d'une grande quantité de matiere vifqueufe. Quelques malades étoient tout-à-coup enroués au point de perdre la voix : leur refpiration étoit fi difficile, qu'ils fe croyoient menacés de fuffocation, tant leur poitrine leur fem-bloit à l'étroit & remplie, ils ne pou-voient pas même touffer, jufqu'à ce que le ferrement de poitrine fut diminué & la refpiration devenue plus libre, alors enfin ils touffoient & l'enrouement cef-foit.

Outre ces fymptômes, plufieurs ma-lades, fur-tout au commencement, éprou-voient dans le jour un froid vague qui fe répandoit le long de l'épine du dos,

& qui fe diffipoit le foir & faifoit place à une chaleur plus ou moins grande, qui duroit jufqu'au milieu de la nuit. Quelques-uns avoient des élancemens dans les membres. Le plus grand nombre fe plaignoit d'un point douloureux dans l'un des deux côtés. Ce point occupoit la région des fauffes côtes, s'étendant depuis les vertebres lombaires jufqu'au fternum. La refpiration étoit d'autant plus gênée, que la douleur étoit plus vive. Ces malades rejettoient à la fin quelques crachats fanguinolens vifqueux, glutineux, mais nullement purulens. La chaleur étoit forte, le pouls fréquent & vif, fans être grand ni véhément. Tous ces accidens ceffoient avec les douleurs. Les urines étoient très-rouges le matin, & enfuite elles fe troubloient & dépofoient un fédiment briqueté & farineux. Il y avoit en général une proftration finguliere de toutes les forces.

On remarquoit dans l'air trois qualités

qui le rendoient pernicieux. Il étoit
1°. froid & humide : les parties chaudes
& excrémentielles du fang, que la nature
chaffe du corps par la peau, s'y trou-
voient retenues par le froid qui conden-
foit les pores, & par l'humidité qui les
pénétroit ; 2°. chargé de corpufcules quel-
conques, femblables aux particules des
poudres fternutatoires ; 3°. privé de fes
parties balfamiques par l'abondance des
parties humides dont il étoit furchargé.
A ces trois vices fe rapportoient tous
les effets obfervés dans cette maladie.
L'humeur de la tranfpiration arrêtée con-
tractoit par fon féjour de l'acrimonie,
& déterminée par l'irritation des corpufcules hétérogenes fur les membranes
des narines, de la trachée artere, des
poumons, elle fe reportoit intérieure-
ment fur les glandes de ces parties &
fur tout le genre membraneux, & elle
produifoit tantôt un enchifrénement &
des douleurs des meninges, tantôt une

oppreſſion de poitrine avec de la toux ſéche, tantôt des crachats ſanguinolens par l'éroſion de la ſurface de la trachée, tantôt des points de côté, tantôt des douleurs lancinantes dans tous les membres. Pendant le jour, elle cherchoit à pénétrer les pores cutanés, & obligée de s'arrêter à la membrane interne de la peau, elle cauſoit le friſſon, auquel ſuccédoit, vers le ſoir, la chaleur de la fievre, parce qu'alors l'humeur ſe répercutoit de nouveau avec plus de force, & portoit à l'intérieur toute ſa chaleur & ſon acrimonie. La proſtration des forces, l'étouffement venoient principalement du défaut des parties balſamiques de l'air.

Pour ſatisfaire à ces différentes indications, Ettmuller, dont nous avons extrait ce détail, recommandoit dans le commencement les opiats pour calmer l'irritation & arrêter la trop grande efferveſcence des eſprits. Il les évitoit cependant lorſqu'il s'appercevoit de quelque

érofion & dans le temps de l'expectoration. Il appaifoit les douleurs locales par
différens topiques. Sydenham, qui s'étend
fort au long fur cette épidémie, parve-
noit à ce même but par une ou deux faignées faites dès le commencement, &
blâmoit beaucoup les narcotiques, les ano-
dyns & les liqueurs fpiritueufes.

2°. Après avoir rempli cette premiere
indication, Ettmuller travailloit à corriger l'acrimonie de la lymphe par les fels
volatils huileux, & à en diffiper la trop
grande abondance par les fudorifiques.
Sydenham évacuoit la lymphe par des véficatoires à la nuque, & il l'adouciffoit
par les délayans, les tifanes rafraîchiffan-
tes & adouciffantes, telles que le lait
coupé, la petite bierre, les lavemens.
Enfin l'un & l'autre donnoient des pectoraux incififs & réfolutifs. Sydenham
terminoit le traitement par les purgations;
Ettmuller ne vouloit d'autres purgatifs
pour la lymphe, que les diurétiques,

Sydenham remarque qu'en suivant la méthode qu'il indique, il faisoit peu à peu évanouir tous les symptômes, tandis que ceux qui traitoient avec plus de violence, & qui vouloient en quelque forte attaquer la maladie à main armée & avec un grand appareil de remedes, ou perdoient les malades, ou étoient obligés de racheter leur vie par des saignées plus fréquentes que ne le supportoit le caractere de la maladie.

Car il ne recommandoit pas la saignée dans cette espece de pleuréfie comme dans la véritable : au contraire, il obfervoit que dans cette espece de fievre épidémique produite par quelque altération des qualités manifestes de l'air, la pleuréfie n'étoit qu'un dépôt de l'humeur morbifique sur la plévre, qu'elle n'étoit que symptômatique, & n'exigeoit pas plus la saignée que la fievre elle-même. En conféquence, il ne vouloit pas qu'on saignât plus d'une fois, ou tout au plus deux, à

moins qu'une chaleur étrangere ne pro-
duisît de l'intensité dans les symptômes,
& encore dans ce cas-là même la regar-
doit-il comme dangereuse. Tant il est
important, ajoute cet Observateur, de
ne jamais perdre de vue la constitution
de l'année qui produit telle ou telle maladie épidémique, & lui donne différentes
formes & différens symptômes capables
d'en imposer aux Médecins peu versés
dans cette connoissance.

Par rapport aux sueurs, Sydenham
n'est point aussi hardi qu'Ettmuller, &
craint en les provoquant d'exciter un in-
cendie dans le sang. Cependant il ajoute
qu'il ne peut disconvenir que souvent les
sueurs venues naturellement l'emportoient
sur tous les autres remedes pour chasser
la cause morbifique ; qu'en général dans
les maladies malignes, il n'y avoit pas de
remedes plus efficaces que de chasser par
les sueurs les particules qui causoient cette
malignité, & que c'étoit le moyen d'ex-

tirper entiérement la maladie. Mais il ne
cherchoit à les exciter que par l'exercice,
attribuant la malignité à la chaleur occafionnée par l'âcreté des humeurs réper-
cutées, chaleur qu'il craignoit d'augmen-
ter par les diaphorétiques, & qu'il cherchoit à éteindre au contraire par les rafraîchiffans.

Épidémie de 1702.

En 1702, l'été fut ardent, & fuivi
d'une automne très-humide, pendant lé-
quel, dit Baglivi, il régna beaucoup de
catharres, de maux de tête, de morts
fubites ou d'apoplexies; & au commencement de Janvier 1703, il y eut des
tremblemens de terre, fur lefquels ce
célebre Italien a fait plufieurs Differta-
tions. Le 24 Janvier, il furvint une gelée
qui dura quinze jours, & diffipa le temps
pluvieux & les maladies qu'il avoit en-
traînées. Au printemps, on vit un nombre prodigieux de maladies de peau,
telles que la galle, les dartres, des dé-
mangeaifons

Bagl. de ter-
ræ motib.
Antuerp. 4°.
1745 , p.
534.

mangeaifons & des croûtes galleufes.
Ces maladies attaquoient principalement
les yeux.

Baglivi attribue cette efpece d'épidémie galleufe à l'acrimonie faline des exhalaifons fulfureufes, jointes à la rigueur
avec laquelle les perfonnes de tout âge,
de tout fexe, de toute condition, em-
brafferent le régime quadragéfimale. Car
la violence des tremblemens de terre
avoit tellement faifi d'effroi, que le Pape
avoit indiqué un Jubilé.

Épidémie de 1729.

En 1729, l'automne ayant été inconftant, humide & chargé de brouillards,
la fievre catharrale fe répandit pendant
les mois de Novembre & de Décembre
par toute l'Europe, en Hongrie, en Po-
logne, en Saxe, en Angleterre, en Ef-
pagne, en France, en Italie, en Dane-
marck, en Suede, en Mofcovie, &c.
On remarqua qu'elle étoit plus violente

Syden fol. Louv. p. 403. Hift. Feb. Cath.

& plus dangereuse dans les endroits les plus bas, les plus humides & les plus incommodés du brouillard. En Suisse, il ne mourut personne de cette maladie ; mais en France, sur-tout à Paris, en Angleterre, en Espagne & en Italie, qui avoit éprouvé plusieurs inondations, elle fit beaucoup de ravages. A Ferrare & à Ravennes, le nombre de ceux qui périrent fut considérable ; & à Londres, il y en eut plus que dans le temps de la peste de 1665. Loew, à qui nous sommes redevables de cette description, observa que les embrasemens ordinaires du Mont-Vésuve n'avoient point eu lieu. La fermentation souterreine n'en avoit sans doute été que plus violente, & avoit pu produire sur la surface de la terre, en forme de transpiration, les brouillards dont elle fut couverte, & charger l'air de parties sulfureuses qui occasionnerent cette maladie. Elle fut dissipée, dit Loew, par les corpuscules de neige &

de nitre qu'amena le vent du nord le 4 Janvier de l'année suivante.

Les symptômes de cette maladie varierent beaucoup ; mais les principaux furent une lassitude spontanée, accompagnée d'insomnie & de chaleur, sans cependant aucune soif ; le pouls étoit foible & presque supprimé ; il y avoit plusieurs autres symptômes de malignité. De plus, les malades sentoient du dégoût ; ils étoient fatigués par une toux séche, aussi incommode par sa violence que par sa continuité ; la plupart se plaignoient d'embarras dans la poitrine ou dans la tête, suivis de difficulté de respirer, ou de vertiges, de pesanteur de tête, de délire, d'enchifrénement, d'éternuemens. D'autres symptômes encore très-fréquens étoient la douleur de dos, l'engourdissement, la douleur des articulations & des membres, le frisson & la diarrhée.

La saignée n'étoit avantageuse que

dans les commencemens de la maladie, & quand elle étoit pratiquée fur des corps pléthoriques, apopleEtiques & fujets aux maladies inflammatoires. La principale indication étoit de chaffer au-dehors, dans le temps convenable, cette matiere maligne & contagieufe, que la corruption intérieure attiroit en peu de temps ; & comme cette matiere s'étoit emparée du corps fous la forme de vapeur, il falloit de même la repouffer hors du corps par les pores de la peau, fous la forme de tranfpiration douce, égale & continue. Les diaphorétiques doux, & les abforbans, foit en corrigeant la matiere faline & fulfurée qui excitoit l'orgafme du fang & empêchoit la fueur, foit en provoquant les urines, devenoient les remedes les plus efficaces. Il falloit cependant éviter, pour les pléthoriques, les diaphorétiques trop chauds, parce qu'ils étoient fuivis de délire, d'oppref-fion de poitrine, d'inquiétudes dans les membres, de foubrefauts des tendons, de fuppreffion d'urine ; ils devoient alors être plus tempérés, de même que les purgatifs : les vomitifs excitoient une plus grande commotion des parties acres, & occafionnoient même quelquefois le crachement de fang.

Hoffman fait la defcription de la même maladie, il la reprend de plus loin & remonte jufqu'en 1728. Après avoir rapporté les variations de temps que l'on avoit éprouvées pendant cette année, dont le froid avoit approché de celui de 1709 ; & dans les neuf premiers mois de 1729, il en conclut que des changemens fi fréquens dans la conftitution de l'air, avoit dû en produire de fâcheux dans les tempéramens, & engendrer les maladies qui avoient régné alors, & qu'il décrit. Mais dans les mois d'Octobre, Novembre & Décembre, ces différentes maladies firent place à des maladies catharrales plus ou moins bénignes ou ma-

Fol. Tom. II, p. 82, 83.

lignes, selon la diversité & l'impureté des corps. Elles devinrent contagieuses, principalement dans les mois de Décembre & de Janvier, & furent accompagnées d'exanthemes, de fausses pétéchies & de pourpre. Le plus souvent elles commençoient par des frissonnemens, les malades éprouvoient des prostrations de forces, des douleurs dans les membres, de l'enrouement, de l'enchifrénement & de l'embarras dans les poumons. L'inquiétude & la chaleur augmentoient aux approches de la nuit, & les malades ne pouvoient prendre de sommeil. C'étoit vers le 4 ou même le 7, que dans les corps pleins d'humeurs il paroissoit des exanthemes, des pétéchies le plus souvent fausses, & le pourpre blanc ou rouge, avec ou sans soulagement. La solution la plus heureuse de cette maladie étoit une sueur copieuse ou un débordement de bile, ou des crachats abondans.

Dans les catharres les plus benins , accompagnés d'une toux violente & convulsive , de tumeur à la gorge quelquefois avec ulcération , d'embarras dans la poitrine , de gonflement des parotides , de tumeur érésypélateuse à la face , je me suis servi avec succès , dit Hoffman , des délayans pour tempérer le bouillonnement & l'acrimonie du sang. J'ai procuré l'évacuation par les selles avec une infusion de manne qui , purgeant six à sept fois sans fatiguer le malade , dérivoit efficacement l'impétuosité des humeurs , & les détournoit de la poitrine , de la gorge & de la tête. Ensuite j'achevois la cure par les poudres diaphorétiques mêlées avec un peu d'extrait de safran , y joignant aussi les infusions théiformes.

Pour celles dont le caractere annonçoit plus de malignité , il employoit le traitement qui lui réussissoit dans les autres fievres malignes.

1°. Au commencement de la maladie ,

il preſcrivoit des poudres béſoardiques mêlées d'un peu de nitre & de camphre, dont il faiſoit répéter l'uſage de temps en temps : il évitoit cependant de donner les alexipharmaques trop chauds ; le régime trop chaud étant capable d'exciter davantage la diſſolution du ſang , & de procurer des céphalalgies , des anxiétés , des inflammations, des ſueurs trop copieuſes, & même de rendre le corps plus ſuſceptible de contagion, ſi, dans la crainte de gagner la maladie, on avoit recours à ces alexipharmaques trop chauds comme préſervatifs.

Point de ſaignée, même dans ce premier période de la maladie , ſi ce n'eſt pour les corps pléthoriques & accoutumés à des évacuations ſanguines, naturelles ou artificielles ; la ſaignée d'ailleurs, loin d'ôter la putridité , n'étant propre qu'à affoiblir de plus en plus les corps, & à les rendre incapables de vaincre la maladie.

Pas davantage de vomitifs, si ce n'est de très-doux, & avant ou dès le premier assaut de la maladie, ce remede devenant dans la suite dangereux, & excitant ou donnant lieu à des nausées, des envies de vomir, des ardeurs à la région du cœur, & des anxiétés cardialgiques continuelles.

2°. Pendant le progrès & vers le milieu de la maladie, il avoit recours à des mélanges d'eaux tempérantes, diaphorétiques, analeptiques, antispasmodiques, avec des poudres cordiales, bézoardiques & du suc de citron. Il ordonnoit des boissons acidulées, auxquelles on ajoutoit du nitre, de l'esprit de vitriol philosophique, du clyssus d'antimoine soufré ; on les entremêloit avec une décoction citronée de corne de cerf ou de racine de scorzonere, à prendre chaude ou froide.

3°. Vers le jour de la crise, il conseilloit de doux alexipharmaques pour aider la nature, lorsqu'elle paroissoit disposée à exciter la tranfpiration, & que fes forces n'étoient pas fuffifantes pour procurer cette crife falutaire. Ainfi l'on pouvoit donner certaines préparations bézoardiques ou l'effence de fcordium mêlée dans les boiffons.

Ce traitement n'empêche pas de calmer les différens fymptômes qui fe préfentent, & qui varient felon les fujets. Mais une remarque particuliere à Hoffman, c'eft qu'il eft très-important dans ces maladies malignes de ne point laiffer les malades fur leur féant, mais de les tenir toujours étendus dans le lit. On facilite par ce moyen le cours de la circulation, qui étant gêné, fi les malades fe tiennent quelque temps fur leur féant, augmente finguliérement la violence de la maladie, & produit des foibleffes, des défaillances, des anxiétés, un froid aux extrêmités, des taches à la peau, & quelquefois la mort.

Epidémie de 1732.

A Edimbourg, le 17 Décembre 1732, plufieurs perfonnes furent fubitement atteintes de fievres caufées par le froid. Le nombre des malades n'augmenta qu'infenfiblement jufqu'au 25. Mais après ce temps-là cette efpece de fievre devint épidémique, au point que peu de perfonnes en furent exemptes. Elle continua à être générale dans cette Ville & dans les environs jufqu'au milieu de Janvier de l'an 1733, temps auquel elle commença à décroître jufqu'à la fin du même mois.

Cette fievre fe déclara d'abord par des friffons, des vertiges, des maux de tête, des douleurs dans la poitrine & au dos. Le pouls étoit très-fréquent, l'appétit prefque perdu, & ce défaut d'appétit fubfiftoit quelque temps après la fin de la maladie.

Quelques-uns de ceux qui en furent attaqués eurent dès le commencement un

Act. d'Edimb. T. II, pag. 29.

écoulement de férofités par les yeux &
par le nez. Cet écoulement dura un jour.
Ils fe plaignirent après d'une douleur accompagnée de gonflement à la gorge, &
cette douleur fe fit fentir avant que la
toux fe déclarât. La maladie commença
chez plufieurs autres par la toux, qui,
après le troifieme jour devenoit continuelle
& leur faifoit jetter une grande quantité
de phlegmes. Les douleurs augmentoient confidérablement pendant cette
toux.

Plufieurs reffentirent dans le bas-ventre
des douleurs vives, qui furent fuivies d'une
diarrhée, quelquefois fanguinolente. Cet
accident arriva principalement à ceux qui
n'avoient pas été fuffifamment faignés dès
les premiers jours de la maladie. Il y en
eut dont les urines ne coulerent qu'en
petite quantité. Elles étoient hautes en
couleur, fans fédiment, & continuerent
dans cet état quelque temps après que la
fievre fut terminée. Parmi les enfans, il y

en eut beaucoup qui, pendant la durée de
la toux, eurent de grands vomiſſemens, &
d'autres un léger cours-de-ventre, qui fit
ceſſer la maladie. La fievre communé-
ment ne duroit pas plus de deux ou trois
jours ; mais après ce temps-là, il y eut
peu de malades qui n'éprouvaſſent de violentes quintes.

Tous en général avoient de la diſpoſi-
tion à la ſueur, & ils en recevoient beaucoup de ſoulagement. Quelques-uns ſue-
rent abondamment, urinerent de même,
& leurs urines étoient rougeâtres ou bru-
nes, quoiqu'elles ne dépoſaſſent aucun
ſédiment briqueté. Ces ſueurs abondantes
ſurvenoient ſans qu'il eût précédé aucun
friſſon. Ceux qui eurent de ces ſueurs
critiques furent bientôt guéris, lorſqu'ils
n'étoient pas déja affoiblis par quelqu'autre maladie.

La ſaignée faite dès les premiers jours
de la maladie, fut d'un grand ſecours pour
appaiſer les douleurs & pour calmer la

fievre. On fut obligé de la réitérer à ceux qui avoient de grands maux de tête & des élancemens dans les yeux, de même qu'à ceux qui avoient la respiration gênée, & qui ressentoient des douleurs & un engourdissement dans les muscles de la poitrine. Ceux dont la maladie se déclara par ces symptômes, & qui ne furent pas saignés dès le commencement, furent attaqués d'un crachement de sang ; quelques-uns eurent un léger saignement de nez, dont ils reçurent un prompt soulagement sans autre remede ou évacuation.

Il y en eut d'autres qui furent sujets à des défaillances, & de ces derniers ceux qui furent saignés ne se rétablirent qu'avec peine, au lieu que ceux que l'on soutint par des cordiaux furent bientôt hors d'affaire.

Les vésicatoires produisirent de bons effets pour la toux, & plusieurs furent guéris par l'usage des calmans.

Lorsque l'humeur détachée par la toux

commença à acquérir plus de confiftance, on lâcha le ventre par des potions dont les principaux ingrédiens étoient la gomme ammoniac & l'oxymel fcillitique, ce qui produifit de bons effets. On remarqua que les remedes béchiques ufités en pareil cas, ne furent d'aucun fecours.

Avant que cette maladie fe déclarât parmi les hommes, les chevaux furent généralement attaqués de *morfondement*, c'eft-à-dire, d'un écoulement de mucofité par les nafaux.

A la fuite de l'épidémie, il régna des pleuréfies & des péripneumonies. Plufieurs de ceux qui avoient effuyé la premiere maladie furent attaqués de ces dernieres, & en moururent.

Vers le même temps, il y eut auffi plufieurs perfonnes qui moururent de morts fubites.

Cette maladie s'étendit dans toute l'Europe & jufqu'en Amérique. Elle commença à régner vers le milieu de Janvier, à Paris, où elle prit le nom de *follette*.

Telle est la description qu'en fait J. Jus-
fieu, dans une These qu'il soutint en 1733,
sous la présidence de F. Afforti.

Thes. Med.
Paris. an.
1733.

La maladie commençoit par une douleur de tête lancinante à l'extérieur, &
gravative à l'intérieur ; bientôt suivoit un
mal de gorge, auquel succédoit une fievre
ou éphémere ou synoque, & une toux
ferine presque continuelle, jamais ou rarement accompagnée d'expectoration, &
dont le redoublement dégénéroit quelquefois en hémophthysie. Il y avoit des
malades dont les gencives, les glandes
salivaires, les parotides & les testicules
se gonfloient : les nuits étoient sans sommeil, & la maladie ne cessoit point avec
les symptômes extérieurs ; mais la toux
étoit rebelle, & se prolongeoit quelquefois pendant un mois entier.

Il remarque que les étés & les automn-
nes des deux années précédentes avoient
été très-séches, les météores ignés, les

aurores boréales beaucoup plus fréquentes qu'elles ne l'avoient jamais été ; qu'on avoit vu dans nombre de pays en même temps , dans l'Inde , dans la Chine , en Amérique & en Italie des explosions subites de volcans ; que les vents du midi avoient amené des séchereffes , au lieu de procurer de la pluie , & que les vents du nord au contraire qui ont coutume d'être accompagnés de séchereffes & de gelées , avoient amené beaucoup de pluie ; qu'enfin dans le milieu de ces deux hivers il avoit régné à Paris , plusieurs nuits de suite , des brouillards fétides plus épais que les ténebres de l'Egypte. Il en conclut que cette épidémie catharrale avoit été occasionnée par les miasmes acides corrosifs répandus dans l'air ; & comme il avoit observé que les saignées , les laxatifs , les cathartiques , les potions béchiques indiquées en apparence , n'avoient été d'aucun secours , la maladie n'étant pas essentiellement inflammatoire , & que les fueurs copieufes dès le commencement avoient fauvé la plupart des malades, il propofe un remede qui rempliffoit toutes les indications. C'eft la thériaque. Il falloit 1°. réfifter à la contagion. La Pharmacie ne poffede pas d'alexipharmaque plus riche en aromates volatils huileux. On devoit enfuite aider la tranfpiration arrêtée par la ftagnation d'une lymphe vifqueufe dans les parotides, le gofier & les autres glandes. Y a-t-il médicament plus efficace que la thériaque, par la multitude des incififs & des atténuans amers qui entrent dans fa compofition ? Enfin, il falloit appaifer la toux, dont les veilles augmentoient encore l'âcreté. Pouvoit-on trouver un *nepenthes* plus doux, dans lequel le crocus & l'opium font fagement difperfés & corrigés par les aromates qui en adouciffent la force narcotique ?

Huxham de aere & morb. epid. 8°. 1733, Febr.

A Plymouth en Angleterre cette épidémie ne fit fes premiers ravages qu'au commencement de Février, comme nous l'apprend Huxham, qui nous en a tranſmis auſſi une deſcription.

Elle commençoit, dit-il, par un léger friſſon, ſuivi peu après de chaleurs vagues, d'enchifrénemens, d'éternumens violens, des douleurs errantes dans le dos, dans les membres, & ſouvent dans la poitrine, où elles devenoient très-incommodes à cauſe de la violence de la toux & des éternumens, qui n'exprimoient qu'une petite quantité de mucus âcre & limpide.

Tel étoit comme le premier appareil de la maladie. Peu après ſuivoit une fievre quelquefois aſſez forte ; le pouls étoit vif, ſans cependant être dur & tendu comme celui des pleurétiques. L'urine n'étoit pas rouge, mais épaiſſe & ſouvent pâle. La langue n'étoit pas ſéche, mais couverte d'un mucus blanc très-abondant. Preſque tous étoient fatigués d'inſomnies & de vertiges ; pluſieurs ſouffroient des douleurs de tête atroces, quelquefois accompagnées d'un léger délire. A cela se joignoit le plus souvent un tintement d'oreille incommode, ou même une douleur aiguë dans le meat auditif, se terminant par un abcès qui aboutissoit assez fréquemment dans la gorge. Tous avoient grande tendance à la sueur ; & lorsqu'elle sortoit en grande quantité, facilement & sans discontinuer pendant deux ou trois jours, elle emportoit entiérement la fievre. L'urine déposoit alors un sédiment abondant, blanc ou jaunâtre, presque jamais briqueté. En général cette crise venoit difficilement, soit à cause de l'abondance des sueurs, soit à cause des véficatoires.

Un débordement de bile terminoit aussi très-souvent la maladie, & quelquefois c'étoit une éruption de pustules brûlantes. Ordinairement la maladie ne duroit pas plus de quatre jours, & laissoit seulement après elle une toux incommode, & très-longue avec une prostration de forces étonnantes, fur-tout lorfqu'on avoit été faigné mal-à-propos. Car la faignée étoit, il eft vrai, avantageufe pour la douleur & l'oppreffion de poitrine, mais feulement au commencement de la maladie. Le fang de tous étoit couvert d'une couenne blanche, qui n'étoit cependant pas fort gélatineufe, à moins que pour avoir trop retardé la faignée, la fievre n'eut tourné en pleuréfie ou péripneumonie; ce qui eft auffi arrivé à quelques-uns par l'ufage immodéré des cordiaux & des volatils. Les naufées indiquoient un léger vomitif qui dégageoit l'eftomac & la poitrine; & de plus excitoit les fueurs quil falloit né-ceffairement entretenir par une boiffon abondante, tiéde, délayante. Le petit lait vineux fut d'un grand ufage dans cette épidémie. Sans fueur, la maladie ne fe terminoit prefque jamais heureufement: les véficatoires derriere les oreilles & en-tre les épaules ont auffi produit de bons effets, tant pour appaifer les douleurs de tête, que pour détourner les humeurs âcres qui se jettoient sur le col & la poitrine.

Quelquefois aussi-tôt après la saignée, la respiration devenoit plus gênée, & l'expectoration plus difficile : il falloit alors user de gomme ammoniac & d'oxymel scillitique. Car la maladie prenoit le caractere de fausse péripneumonie, & exigeoit le même traitement.

Pour prévenir les phthysies, suite de cette longue toux, rien ne réussissoit mieux que les purgations douces répétées, la nature déterminant elle-même assez souvent cette maladie par un débordement de bile.

Epidémie de 1734.

En 1734, 1735, 1736 la même maladie continua d'exercer ses ravages dans différens pays, mais en 1737, ils furent beaucoup plus cruels. Elle dut sa malignité en partie aux inondations qui

Act. Physf. Med. vol. V, Obsf. 167, 76.

avoient précédé, en partie à la difette des vivres dans la Wratiflavie & la Siléfie ; elle parut fur la fcene dès le commencement de Mars. On reconnoiffoit fon invafion à une laffitude finguliere par tout le corps, & fur-tout dans les membres, à laquelle fe joignoit foibleffe de tête, mélancholie, enchiffrénement, enrouement, toux, douleurs rheumatiques vagues, fuivies d'un léger friffon, & enfuite d'une chaleur plus ou moins vive, de piquottemens douloureux & de tenfion inquiétante du diaphragme, & même du dos. Quelquefois il fe faifoit fentir des douleurs aux dents, qui étoient accompagnées de naufées, & qui précédoient affez fouvent des vomiffemens tantôt bilieux, tantôt pituiteux. A ces fymptômes fe joignoient des infomnies, de l'engourdiffement, de l'aliénation d'efprit, du délire, tantôt léger, tantôt furieux. Le malade étoit ainfi tourmenté pendant quelques jours, fes forces s'a-

Ibid. Obf. 76.

battoient entiérement, & il furvenoit en même temps des fueurs modérées ou copieufes felon la diverfité du régime, ou la quantité des médicamens. Enfin fi par la violence de la maladie, la nature étoit trop foible pour exécuter & continuer les mouvemens excrétoires falutaires & néceffaires à la guérifon, il furvenoit des tremblemens aux levres & à la machoire inférieure, des hoquets, des fpafmes, des défaillances qui conduifoient les malades au tombeau vers le 5, 7, 9 tout au plus le onzieme jour de la maladie. Quelquefois il fe rencontroit des diarrhées plus ou moins fâcheufes, mais le plus fouvent le ventre étoit refferré pendant plufieurs jours. Pour ceux qui devoient guérir, c'étoit une tranfpiration douce qui étoit la crife la plus heureufe & la plus parfaite. Enfuite cependant il fe faifoit une éruption de pourpre blanc ou rouge, quelquefois même de pété-chie, & cette éruption étoit tantôt heu-reufe

reufe tantôt malheureufe. Les vieillards
étoient rarement attaqués de cette maladie, mais ceux qui l'étoient y fuccomboient pour la plûpart. C'étoit le moyen
âge fans diftinction de fexe, fur lequel
cette maladie étendoit le plus fes ravages. Pour les enfans ils étoient les plus
épargnés, & n'étoient attaqués que très-
légérement pendant trois ou quatre jours.
La crife la plus falutaire pour cet âge,
étoit un faignement de nez naturel &
modique. Le fang qui en couloit étoit
d'une belle couleur. Les cholerico-fan-
guins, les mélancholico-cholériques, les
fcorbutiques, les gens adonnés au vin &
à la bonne chere étoient le plus vivement attaqués de cette maladie, & en
étoient le plus ordinairement les victimes. A l'égard du traitement, le principal but devoit être d'exciter & d'entretenir la tranfpiration qui étoit toujours très-
utile, & fouvent abfolument néceffaire,
par les boiffons aqueufes & acidulées avec

du fuc de citron, par l'infufion chaude du thé, par les bezoardiques, &c. Quant à ce qui concerne la faignée, le caractere particulier de la maladie, la faine raifon ainfi que l'expérience l'interdifoit à tous, fi ce n'eft aux pléthoriques & aux gens accoutumés au vin, & il falloit alors y avoir recours avant l'accès de la maladie, les forts draftiques n'étoient pas moins nuifibles. Le moyen qui réuffiffoit le mieux pour détruire l'effervefcence de la matiere morbifique qui bouillonnoit dans les liquides, étoit l'ufage des médicamens tempérans. On éprouvoit auffi un excel-lent effet des véficatoires appliqués à la nuque du col, ou fur quelqu'autre partie.

Épidémie de 1737.

Huxham
de aëre &
Morb. Epid.
1737. Oct.

La même année 1737 à Plimouth, cette maladie ne parut qu'en Novembre, & Huxham nous apprend qu'elle y fut auffi des plus cruelles. L'enchifrénement, la douleur de tête, les éternumens fré-

quens, les fontes continuelles, une toux
très - importune, étoient les principaux
symptômes de cette maladie. Elle commençoit assez souvent par une douleur
vive dans le dos & les reins; ce qui étoit
un mauvais symptôme. Car aussitôt suivoit une violente oppression de poitrine,
& une fievre presque toujours péripneu-
monique. Les crachats étoient très-liqui-
des, & mûrissoient difficilement. Quand
la phrénésie se mettoit de la partie, il
n'y avoit plus rien à attendre du malade.
L'écoulement des humeurs le long du
gosier, produisoit souvent une angine
assez forte, suivie de tumeurs de la face,
des parotides & des machoires, & d'un
écoulement énorme de pituite par le nez.
La plupart étoient tourmentés de douleurs de dents d'un seul côté, qui venoient aboutir précisément entre les dents
incisives. La douleur de tête n'étoit souvent que d'un côté comme dans la mi-
graine. Une ou deux saignées procuroient

du foulagemement, lorfqu'elles étoient faites à propos : elles étoient même plus néceffaires que dans l'épidémie de 1733, & fur-tout lorfque la fievre étoit forte, & les douleurs de dos aiguës ; mais on commettoit une grande erreur en la pref- crivant auffi hardiment dans ces mala- dies produites par une pituite âcre, que dans les pleuréfies & les péripneumonies vraies. Après la faignée, les épifpaftiques ont été employés avec fuccès ; mais rien n'a été plus avantageux qu'une fueur douce & univerfelle. Il falloit avoir grand foin de tenir le ventre mol & libre pendant tout le cours de la maladie, mais il fal- loit purger à la fin, pour éviter les mau- vais effets des réliquats de cette maladie. Elle paroiffoit n'avoir d'autre caufe qu'un air épais, humide & froid qui bouchoit les pores de la peau, arrêtoit la tranfpi- ration & produifoit, par l'âcreté de l'hu- meur répercutée, tous ces funeftes effets. L'atmofphere avoit été précédemment très-épaiffe & humide. Cette maladie ceffa après l'explofion d'un phénomene igné qui parut le 4 Décembre fuivant, accompagné d'un brouillard fétide & lumineux dans toute la partie feptentrionale de l'Europe, & mit tout le Ciel en feu pendant une heure entiere.

Epidémie de 1742.

La fin de l'an 1741 avoit été extrêmement froide : le commencement de 1742 ne le fut pas moins : le froid continua tout le mois de Janvier ; la premiere partie du mois de Février fut tempérée, mais à la fin du mois, la gelée reprit avec plus de force qu'on ne l'avoit jamais vu de mémoire d'homme, le froid fut auffi cruel tout le mois de Mars, les mois d'Avril & de Mai plus tempérés, furent cependant beaucoup plus froids qu'ils ne le font ordinairement.

Pendant cette conftitution, quelques-uns furent attaqués de la fievre, dans

Haller. difp. T. V p. 295.

pluſieurs provinces de l'Allemagne. Il y
en eut peu d'abord , mais le nombre s'ac-
crut enſuite. Un friſſon léger s'emparoit
pendant un quart-d'heure ou une demi-
heure de toute l'habitude du corps, bientôt le pouls devenoit accéléré & véhément ; les malades éprouvoient une chaleur extraordinaire, des laſſitudes mé-
diocres & des douleurs de tête violentes. Leur ſommeil étoit inquiet, l'appétit
ou diminué , ou entiérement aboli. Dès
le ſecond ou le troiſieme jour , il ſe for-
moit ſur la poitrine , vers la gorge, ou
les narines un amas de pituite, qui arrêtoit l'impétuoſité de la fievre : cet amas
ſe diſſipoit d'autant plus promptement ,
que l'excrétion s'en faiſoit avec plus de facilité & d'abondance ; en outre il ſurve-
noit aux jeunes gens & aux tempéramens
ſanguins , un écoulement de ſang par les
narines d'autant plus heureux, qu'il étoit
plus abondant. Son moindre effet étoit
de diminuer , ou même d'enlever entié-

rement le mal de tête. Au contraire, lorfque la nature faifoit des efforts inutiles
pour procurer d'abondantes excrétions,
alors la fievre continuoit avec fes accom-
pagnemens jufqu'au 7, 11 ou 14 moins
fortes depuis le matin jufqu'à quatre ou
cinq heures du foir, & redoublant enfuite jufqu'à la nuit. Lorfque la matiere
avoit été fuffifamment préparée & amenée
à réfolution, il fuivoit un excrétion facile
& copieufe, qui promettoit & procuroit
réellement une crife falutaire. On pouvoit encore s'en affurer par les urines qui
dépofoient alors pendant un ou deux
jours, un fédiment copieux, muqueux,
blanc & léger. Tel étoit le cours régulier
de cette fievre, qui ordinairement fe terminoit heureufement, mais étoit fi univerfelle, que dans plufieurs familles il fe
trouvoit en même temps ou fucceffive-
ment trois, quatre malades & plus. Il y
en avoit cependant d'autres, & c'étoit
principalement les vieillards dont la ma-

ladie devenoit plus dangereufe. La congeftion de l'humeur muqueufe, ou plutôt du fang même, fe faifoit plus profondément dans leurs poumons, & préfen-
toit les fymptômes de péripneumonies,
défignés par l'anxiété de la poitrine, par
la difficulté ds refpirer, & par la toux
fréquente féche ou écumeufe, ou accompagnée de crachemens de fang. La plûpart de ceux que la maladie attaquoit ainfi
y fuccomboient. Chez quelques-uns la fievre s'annonçoit avec des caracteres de
malignité, le pourpre rouge ou blanc s'y
mêloit ; & lorfque cette éruption fortoit
bien, que le traitement & le régime
étoient convenables, il fe faifoit vers le
20 une crife falutaire : autrement la
maladie devenoit mortelle, mais ce cas
étoit rare.

On pouvoit donc ranger les malades
en trois claffes.

Dans la premiere claffe, il fuffifoit de
laiffer agir la nature : une augmentation

de tranfpiration ou des fueurs copieufes, arrêtoit la maladie dès le commencement ; ou l'excrétion abondante de pituite la terminoit en peu de jours.

Lorfque la fievre étoit plus forte, & les excrétions plus difficiles, il y avoit trois indications à fuivre. 1°. De tempérer la chaleur exceffive avec les précipitans, le nitre & les diaphorétiques fixes.

2°. De provoquer la tranfpiration par les mêmes moyens, en y ajoutant la fquine, le camphre, la C de C préparée, les eaux diaphorétiques ; & dans les cas urgens l'effence alexipharmaque de Stahl , celle de fuccin , &c. On devoit aider l'excrétion de la pituite, par l'effence de pimprenelle, ou fimple, ou compofée, & ajouter à la préparation précédente les infufions théiformes de capillaire, de veronique, d'hiffope, qui fuffifoient pour incifer la matiere ; un fternutatoire de muguet fimple ou compofé dégageoit alors aifément

la membrane pituitaire. Dans le temps
que la crife fe tournoit vers les urines,
il étoit bon d'ajouter des fels diurétiques
pour réfoudre le mucus, & le faire couler par les voies urinaires.

3°. D'émouffer l'acrimonie de la lymphe avec les abforbans, les bezoardiques
fixes, les délayans & les huileux.

Il étoit quelquefois bon de donner,
de deux jours l'un, un léger purgatif de
manne & d'agaric ou autre femblable,
lorfque l'engorgement de la lymphe âcre
& vifqueufe étoit trop abondant, inon-
doit le poumon, & pouvoit faire crain-
dre l'atonie de ce vifcere & la corruption
de l'humeur. On faifoit diverfion par ces
minoratifs, & on avoit foin de remédier
enfuite à l'atonie des poumons par l'effence de furcin, ou quelqu'autre préparation, ou l'on faifoit entrer la poudre
de cafcarille.

Devoit-on, dit l'Auteur, recourir à la
faignée dans cette maladie? Rien ne l'in-

diquoit. Tout le traitement confiſtoit à faciliter la tranſpiration ou l'excrétion de la pituite, & réuſſiſſoit par les moyens indiqués. Or la ſaignée trouble la tranſpiration; la lymphe excrémentitielle en devient plus tenace, s'amaſſe plus facilement & ſort plus difficilement. La fievre s'allume; il ſe fait un tranſport & une affluence plus conſidérable de cette humeur vers les bronches & la membrane pituitaire; & ainſi la ſaignée, dit-il, prolonge le catharre, comme l'atteſte, d'après l'expérience, Hoffman, & de plus elle change en maligne, une fievre qui d'elle-même auroit été très-bénigne, comme le prouve l'obſervation de Sennert dans le catharre épidémique de 1580, où tous ceux qui étoient ſaignés mouroient.

Dans la ſeconde claſſe, celle où il ſe joignoit des ſymptômes de péripneumonie, la premiere indication étoit de diminuer la quantité du ſang dans les gens pléthoriques, & de le détourner du poumon par la faignée : enfuite il falloit le diffoudre, l'atténuer, tempérer fon ardeur, ce que l'on obtenoit par les poudres d'yeux d'écreviffes, faturées d'acide de citron, &c. Pour délayer, tempérer & rétablir le mouvement du fang, intercepté dans les organes de la refpiration, on fubftituoit aux juleps des décoctions d'orge, de fcorzonnere, de raifin de corinthe & de C. de C.

Vers le quatrieme jour, indice de la crife, ou vers le feptieme, jour critique, lorfque la toux commençoit à diminuer & que les crachats, dans l'état de coction, s'expectoroient de mieux en mieux, avec diminution fenfible de la fievre, on avoit alors à fatisfaire à une nouvelle indication, c'étoit d'aider cette fecrétion critique de l'humeur morbifique, & fon expulfion par des remedes toniques & réfolutifs appropriés, & ajoutant aux décoctions ou juleps matin & foir, ou plus fouvent fi la congeftion étoit trop confi-

dérable quelques gouttes de l'effence alexipharmaque de Stahl feule, ou mêlée avec
un tiers d'effence de pimprenelle.

Dans la troifieme claffe, où l'on appercevoit des caracteres fenfibles de malignité, on retiroit difficilement les malades, & s'il y avoit un moyen de leur
fauver la vie, c'étoit d'adminiftrer à propos les bezoardiques tempérés & les alexipharmaques.

Parmi les moyens préfervatifs qu'indique l'Auteur de la Thefe, les principaux font ceux qui entretiennent la tranfpiration libre : la tranquillité de l'ame,
une vie fobre, le repas du foir très-léger,
un exercice modéré, le foin d'éviter les
viciffitudes de froid & de chaud. Les perfonnes qui abondent en humeurs fcrofuleu-
fes lymphatiques, pourront ajouter à ces
précautions celle de fe tenir le ventre
libre par de doux laxatifs, ou même ufer
de cathartiques forts. Ils pourront aider
la tranfpiration par des boiffons où en-

trent le faffafras , le china , le falfepa-
reille , le polypode , & ajouter même ,
s'il eft néceffaire , quelques gouttes d'effence de faffafras , d'angélique , de pimprenelle , de fuccin.

Haller.
Difp. morb.
Tom. V, pag.
87.

Ce fut la même année que tout le
royaume de Bohême , & principalement
le camp des François , qui étoient alors
au fiege de Prague , furent attaqués de
la fievre de camp , qui étoit accompagnée de quelques-uns des fymptômes des
catharres.

Le bruit couroit que dans chacun des
cinq Hôpitaux , dont l'un étoit hors de
la Ville & s'appelloit l'hôpital des Invalides , il mouroit par jour quarante ,
foixante , quatre-vingt-dix malades ; &
depuis le 26 Novembre 1741 , que la
Ville fut prife par les François , jufqu'au
2 Janvier 1743 qu'elle fut délivrée , en
réduifant ce nombre à dix par jour , il
étoit mort pendant ces treize mois dix-
neuf mille cinq cents hommes. Il y eut

peu de François qui en réchapperent, &
ceux qui se sauverent de ces maladies
furent trois & six mois à se rétablir.

Èpidémie de 1743.

En 1743, pendant le Carême, il y
eut un rhume épidémique, dont Sauvage
nous fait une description succinte. On lui
donna le nom de *grippe*, & c'est peut-
être la premiere époque de cette déno-
mination. Les jeunes gens étoient attaqués d'une toux séche, d'une douleur
dans tous les membres & à la tête, &
d'une fievre éphemere : l'expectoration
se faisoit le cinquieme jour, & ils étoient
guéris. Les vieillards étoient pris beaucoup plus vivement, & aux symptômes
précédens se joignoit un sifflement de
poitrine, avant-coureur de la mort, qui
les emportoit le neuvieme & le onzieme
jour. Les poumons alors étoient gangre-
nés, & regorgeoient de sang. La mort
étoit souvent précédée ou suivie de sai-

gnemens de nez , quoique les malades euſſent été ſaignés deux ou trois fois. Il ajoute qu'à Paris , il mouroit tous les jours quarante Invalides. Le traitement qu'il dit avoir le mieux réuſſi , fut celui-ci. Le premier jour deux ſaignées , le deuxieme jour un émétique ou un cathartique ; le troiſieme jour une ſaignée , & le ſoir un julep narcotique. Depuis le quatre juſqu'au neuf , un mélange de trois gros de kermès minéral avec un demi-gros de tartre vitriolé , & autant d'antimoine dia-phorétique à partager en ſix doſes pour prendre de trois heures en trois heures. Vers le dixieme jour l'expectoration ve-noit , & le malade étoit gueri.

Sauvage ne cite point d'où il a pris ce détail , dont quelques circonſtances pa-roîtront peut-être avancées un peu trop légerement , entr'autres ce qu'il dit des Invalides : n'auroit-il pas confondu les Invalides de Paris avec les Invalides de Prague , dont nous avons vu que dans l'épidémie de Bohême de l'année précédente , il en mouroit en effet plus de quarante par jour ? On a tenu dans l'épidémie catharrale de 1776, le même propos à Paris sans la moindre réalité.

Quoi qu'il en soit, Sauvage, dans sa description du rhume catharrale ordinaire, dit que la cause de cette maladie est la suppression de la transpiration ; qu'il faut abandonner à la nature le soin de la guérir, & se contenter, si la toux est âcre, & accompagnée de vives douleurs, d'ardeur, d'insomnie, si l'âge & le tempérament le permettent de faire saigner, & de prescrire les boissons émollientes & rafraîchissantes. Si la toux est plus moëlleuse, les crachats visqueux, si la douleur est moins vive, & n'est plutôt qu'un sentiment de pésanteur : si les malades, loin d'avoir une fievre ardente, se plaignent de froid, c'est alors principalement, qu'il recommande les diaphorétiques, les déterfifs, les incisifs, &

Tom. I.
P. 688.

avant la nuit quelques grains de thériaque.

Huxham.
de acre &
morb. epid.
an. 1743.

Huxham nous donne fur cette maladie de 1743, des détails plus fatisfaifans que ceux de Sauvage. Il remarque que cette maladie parcourut en même temps, dans le printemps, toute l'Europe fous le nom d'*influences*, qu'elle fut beaucoup plus mortelle dans les pays méridionaux de l'Angleterre, qu'à Plimouth où il étoit, & qu'à Londres même le nombre des morts alloit quelquefois jufqu'à plus de mille en une femaine. Il n'oublie pas d'obferver que depuis trois mois, il régnoit parmi les beftiaux une efpece de maladie peftilentielle. En Janvier, il étoit mort un grand nombre de cerfs; en Février & Mars les chevaux avoient été infeftés d'une efpece de galle, plufieurs avoient été confumés par la phthyfie, & quelques-uns fuffoqués par l'angine & la toux.

Le mois de Septembre de l'année précédente avoit été extrêmement fec, la température des mois fuivants, principalement de Janvier & Février fut très-humide, le vent varioit continuellement ; le mois de Mars & les commencemens d'Avril furent très-secs & très-froids. Vers la fin d'Avril commença par-tout en même temps la maladie catharrale, dont Huxham fait la description. Elle commençoit par un frisson vague, & une pésanteur de tête bientôt suivie d'une douleur qui se répandoit de la tête dans tous les membres, & le long de l'épine ; un grand nombre de malades n'éprouverent au lieu de douleur, que des lassitudes. Mais tout-à-coup il se fit une fonte considérable d'un humeur âcre qui s'écoula, par les yeux, le nez, le gozier, & souvent se jetta sur les poumons. Les éternumens étoient presque continuels, & la toux très-violente. Tous se plaignirent d'un resserrement de poitrine, & d'une pesanteur très-incommode sur cette partie. Le second jour, la toux prit de nouvelles forces, le pouls étoit plus vif, &

la difficulté de refpirer augmentoit, fur-
tout fi l'on avoit négligé la faignée. La
foif n'étoit pas violente, mais la langue
étoit très-blanche & couverte d'une efpece de crême de lait. Les yeux légerement enflammés & douloureux au fond
de l'orbite, avoient peine à fupporter le
jour.

La fievre n'étoit pas continue, mais on
reffentoit alternativement du froid & du
chaud; elle ne confervoit d'abord aucun
ordre dans fes accès; mais elle dégénéra
par la fuite affez fouvent en fievre tierce
ou demi-tierce, quelquefois auffi, par
l'effet d'un régime trop chaud, elle fe
changeoit en une péripneumonie très-dan-
gereufe, occafionnée par l'abondance du
fang & la violence de la toux. L'omiffion
de la faignée, au commencement de la
maladie, la faifoit quelquefois auffi tourner en pleuréfie ou en rhumatifme aigu.

Le fang que l'on tira étoit quelquefois
très-coenneux, fouvent auffi il étoit ver-

meil, mais fans eau : il y avoit encore d'autres variétés, mais dans quelqu'état qu'il fût, il n'étoit pas bon de le prodiguer. Lors même qu'il y avoit des symptômes de péripneumonie, le malade ne pouvoit fupporter une faignée copieufe fans que fes forces fuffent épuifées, & rarement en pouvoit-il fupporter plus d'une, & je l'ai obfervé conftamment, dit Huxham, non-feulement dans la maladie que je décris, mais dans toutes les fievres catharrales épidémiques. La faignée, en diminuant les forces de la nature, empêche la tranfpiration, & augmente ainfi le volume des férofités âcres. Cependant une faignée dès le commencement de la maladie, fi le fujet eft adulte, robufte, bien nourri & pléthorique, eft toujours utile.

Pendant tout le cours de la fievre les crachats étoient abondans, & quelquefois foulageoient la poitrine: l'importunité de la toux irritoit la trachée-artere, & exi-

geoit l'huile d'amandes douces, le blanc
de baleine & les parégoriques, tels que le
diacode ou autres. L'élixir parégorique,
outre l'effet adouciſſant, procuroit de
plus des ſueurs douces très-avantageuſes,
& ne fatiguoit point la poitrine. La pe-
ſanteur & l'oppreſſion de poitrine ſem-
bloient demander l'oxymel ſcillitique ou
un autre inciſif ; mais rien ne ſoulageoit
mieux qu'un léger émétique après la ſaignée, il emportoit ſouvent tous ces accidens.

La plus grande partie des malades eut
le deuxieme ou troiſieme jour des ſueurs
douces, égales, & bénignes : elles étoient
accompagnées d'une expectoration co-
pieuſe, & chaſſoient la fievre le cinquieme jour, ou plutôt il ne reſtoit qu'un
épuiſement ſouvent aſſez conſidérable.
On ne réuſſiſſoit jamais plus heureuſement à exciter cette tranſpiration, qu'en
donnant des boiſſons tiedes, délayantes
& adouciſſantes : le petit lait, les décoc-

tions d'orges, d'aveine &c. l'infufion de lierre terreftre, de tuffilage, de régliffe, le café même avec un peu de lait. Les fels & les efprits volatils, les alexipharmaques chauds & autres de cette efpece, devoient être rejettés à caufe du trouble qu'ils excitoient dans la machine. Au refte, fi la fievre étoit trop inhérente, & trop âcre, Huxham la modéroit avec des potions où entroit le fel alkali fixe ou volatil bien faturé de quelque fuc acide, l'eau alexitere fimple, & l'efprit de lavande ou autre femblable.

Souvent vers la fin de la fievre, il fortoit une quantité de boutons rouges, brulans; fouvent auffi il furvenoit tout-à-coup une diarrhée copieufe, accompagnée quelquefois de violentes coliques: c'étoit une metaftafe de l'humeur morbifique vers les inteftins. De-là fans doute, ajoute-t-il, naiffoient les dyffenteries qui étoient alors épidémiques. Cependant il falloit bien fe donner de garde d'arrêter cet effort de la nature ; on devoit au contraire l'aider avec la manne, la rhubarbe, le tartre soluble & le tamarin. Mais les purgatifs trop forts excitoient des coliques horribles, & renverſoient les forces.

Cette fievre, quoique très-répandue, ne fut point dangereuſe : dès le troiſieme ou quatrieme jour elle diſparoiſſoit, pourvu qu'on y remédiât à temps. Le traitement au reſte étoit en général plus l'affaire de la diete & du régime que d'une méthode recherchée : il y avoit cependant des cas où il étoit néceſſaire d'apporter beaucoup plus de ſoin. Des ſueurs égales & modérées, des crachats abondans & faciles, des urines copieuſes & bourbeuſes enlevoient facilement la maladie. Huxham étoit quelquefois étonné de l'immenſe quantité de ſédiment qu'il voyoit au fond des urines. Rien n'étoit plus avantageux.

Act. Phyſ. Med. vol. p. 278. Herman Furſtenau nous donne une deſcription d'une fievre catharrale ſur-

venue

venue au solſtice d'hiver de 1744 , par les vents , la neige , & un temps horrible précédé d'un automne aſſez doux.

Selon cet Auteur , la maladie attaquoit principalement ceux dont le tempérament étoit plus délicat. Elle commençoit par un froid, ou plutôt un friſſon très-long , ſuivi dans les uns de chaleur , de ſoif peu conſidérable , laſſitude & d'une proſtation totale des forces , de dégoût , de perte d'appétit ; dans les autres, de douleurs à la tête & ſur-tout à l'occiput , à la nuque , aux yeux , au nez , à la gorge ; dans quelques-uns de nauſées & de vomiſſemens. Il s'y joignoit quelquefois du pourpre. La maladie ne duroit pas ſeulement une ou deux ſemaines , mais elle alloit quelquefois juſqu'à trois & quatre, & plus. La ſaignée n'étoit utile qu'à ceux qui y étant accoutumés en certains temps, avoient laiſſé paſſer ce temps. D'ailleurs , elle n'étoit indiquée ni par la maladie , ni par ſes ſymptômes. Les véſicatoires

D

étoient, de quelqu'utilité pour soulager les yeux, mais ils allumoient un plus grand feu dans la tête. Ils conduisoient même quelquefois à un plus grand assoupissement. On ressentoit une ardeur d'urine singuliere, sans même avoir eu recours aux vésicatoires. Tout le traitement consistoit à entretenir la transpiration par le repos & le régime convenable & par les médicamens diaphorétiques. Quelquefois cependant on éprouvoit un bon effet des relâchans & des vomitifs, l'estomac étant souvent embarrassé d'humeurs qu'il falloit évacuer.

Épidémie de 1761.

En 1761, l'été fut très-sec & très-chaud, l'automne & l'hiver doux & humide, & ce ne fut qu'à la fin de Janvier 1762 qu'il vint des gelées assez fréquentes, mais peu fortes. Elles durerent jusqu'à la moitié de Mars. Le temps se mit alors à la pluie, à la grêle & à la

neige ; les vents soufflerent fréquemment
Cette température fit place, vers le commencement d'Avril, à un temps sec.
Pendant le jour la chaleur étoit affom-
mante, & les nuits il régnoit un brouillard froid. Vers le milieu de Mai, le
soleil devint des plus ardens, & la chaleur étoit insupportable. Pendant très-
long-temps le Ciel ne fut obscurci d'aucun nuage, & le vent étoit tantôt au
midi, tantôt au nord ; au soleil on brû-
loit, à l'ombre on étoit transi de froid.
Le 24 Avril, toute la Ville de Londres
fut attaquée d'un catharre épidémique,
dont voici les symptômes.

Les malades éprouvoient du frisson &
de la chaleur qui se succédoient alternativement. Une petite toux continuelle
& importune saisissoit les uns dès le
commencement, & les autres au bout de
deux jours ; elle n'excitoit aucune ou presf.
qu'aucune expectoration, si ce n'est d'un
peu de pituite tenue ; on se plaignoit de

laffitudes , de pefanteur & de douleur confidérable aux tempes & au front ; les yeux étoient enflammés & humides, fouffrant avec peine la lumiere , les paupieres gonflées & la voix rauque , avec des éternumens fréquens. Tous en général fentoient une ardeur très-vive le long de la trachée-artere jufqu'au cartilage xyphoïde : quelques-uns la reffentoient le long du gofier jufqu'à l'eftomac , comme fi l'œfophage eût été enflammé de même que la trachée-artere ; il régnoit auffi de véritables angines qui fuffoquoient prefque les malades. Vers le milieu du fternum , on fentoit une pefanteur qui empêchoit de refpirer , & lorfque la toux étoit forte , plufieurs fe plaignoient d'un déchirement entre les deux épaules ; à ces fymptômes fe joignoient des piquottemens dans les bras, les jambes & les côtés ; quelquefois la toux fréquente fouettoit le fang , & il n'étoit pas rare de voir couler des narines quelques gouttes de ſang. La fievre s'allumoit quelquefois avec violence, devenoit enſuite moins forte pendant le jour, redoublant la nuit; elle étoit le plus ſouvent ſi légere, qu'elle n'excitoit point de ſoif, & qu'elle n'ôtoit ni le ſommeil ni l'appétit.

Les malades étoient conſtamment & perpétuellement trempés de ſueurs, qui ſortoient ordinairement avec une force ſinguliere, & ſi elles n'enlevoient pas entiérement la maladie, au moins l'adouciſſoient-elles; la langue étoit couverte d'un mucus blanc comme de la crême; la couleur du ſang qu'on tira, fut différente ſelon les malades; l'urine au commencement étoit bilieuſe, & vers le milieu de la maladie, devenoit briquetée; l'abattement des forces & la défaillance étoient extrêmes, & la convaleſcence longue. Les malades étoient quelquefois pluſieurs mois, quelquefois l'année entiere, fatigués de la toux, d'une petite fievre, & des reliquats de la ma-

ladie. Plufieurs qui avoient lutté long-
temps contre la maladie, furent à la fin
emportés par la phthyfie-pulmonaire ;
beaucoup, rétablis d'ailleurs, conferve-
rent long-temps une douleur à l'un des
deux côtés, ou dans quelque partie de
l'abdomen ; plufieurs femmes accouche-
rent avant terme.

La maladie devenoit plus dangereufe
lorfqu'elle tournoit en péripneumonie ,
ce qui arrivoit principalement aux gens
replets & accoutumés à la bonne chere,
aux vieillards attaqués d'afthme invétéré ,
& à ceux qui s'expofoient fans précau-
tion aux viciffitudes de l'air.

Les remedes qui ont le mieux réuffi
ont été 1°. la faignée faite à l'inftant : elle
prévenoit les fuppurations internes , accident qui emportoit quelquefois tout-à-
coup les malades , & devoit être em-
ployé , fans même avoir égard aux anxie-
tés & à la langueur , fignes pathagno-
moniques de la maladie qui féduifoient

quelquefois le Médecin , & le rendoit trop attentif à épargner les forces & à échauffer.

Il étoit cependant bon d'avoir égard aux forces , & si elles ne permettoient pas d'en venir à la saignée , on avoit recours aux ventouses & aux véficatoires.

Dans les douleurs de tête, de poitrine , & la difficulté de cracher & de respirer , on éprouvoit d'excellens effets des véficatoires appliqués fur le côté, qui enlevoient merveilleusement la douleur de côté & la toux.

Les lavemens procuroient auffi de grands soulagemens : en effet c'étoit la bile qui causoit la plupart des symptômes , les anxiétés , les efforts pour vomir , la toux , &c. Ce remede étoit en quelque forte indiqué par la nature , qui délivra plufieurs malades par le vomiffement, & d'autres par des felles bilieufes , & les lavemens aidoient cette crife.

Pour exciter la fueur, il fuffifoit de

tenir les malades au lit & de leur donner une boiſſon chaude & délayante, les
ſudorifiques ayant été rarement utiles ,
quelquefois plus qu'inutiles par l'excès de
chaleur qu'ils occaſionnoient.

Les béchiques ne furent d'aucun ſecours ; mais l'opium, à très-petite doſe,
donné au commencement de la nuit ,
arrêtoit ſinguliérement la toux.

Lorſque la maladie étoit dégénérée en
fievre lente, continue, avec redoublement,
il falloit remédier à la foibleſſe univer-
ſelle & à la langueur de l'eſtomac. Il
falloit donner du ton aux arteres , &
c'étoit dans ces cas que l'écorce du Pé-
rou prodigué ſurpaſſoit les eſpérances, &
tout-à-coup l'on voyoit la foibleſſe du
pouls , la petite toux , l'anxiété de poitrine , les ſoupirs , les tremblemens, les
vertiges , les défaillances , céder à ce noble
antidote.

Diſſert.
inaug. de
morb. cath.
1762. Dans le mois de Juin , la même maladie régna à Strasbourg , & le Collége

de Médecine de cette Ville fut consulté
fur le traitement qu'on devoit employer
Il remarque que les fécherefses brûlantes
de cette année avoient été entremêlées
de quelques froids , & que c'étoit à cette
viciffitude de froid & de chaud qu'il falloit rapporter la fuppreffion de tranfpiration qui fut la caufe de cette maladie
catharrale. Cet état de l'atmofphere , dit
cette illuftre Société , rendit les humeurs
épaiffes & vifqueufes , arrêta en partie le
cours de la circulation , & produifit dans
les poumons & les autres parties des ftafes
dangereufes. Ils affurerent que le moyen
le plus fûr de guérir les malades , lorfque
la fievre n'étoit pas violente , étoit de
leur procurer une douce tranfpiration par
des boiffons abondantes d'eau chaude ;
que ceux qui avoient méprifé ce confeil
étoient tombés plus dangereufement malades , & que le mal augmentoit au point de
dégénérer en pleuréfies & en péripneumonies fouvent mortelles , fur-tout dans les

Extract.
Protocol.
Colle. Med.
Argentor.

Dv

sujets attaqués de quelque vice dans les humeurs ou dans les visceres. Pour les autres qui suivoient les sages conseils des Médecins, ils étoient guéris la plupart en cinq ou six jours presque sans remedes. Car il est à remarquer, dit aussi cette Compagnie, qu'en général plus le traitement est doux, plus le succès est prompt & heureux. Ils ne décident rien pour la saignée, laissant à la prudence du Médecin de se conformer aux circonstances de la maladie & aux divers états des malades. Ils s'élevent contre les personnes qui la rejettoient absolument, & ils la regardent, lorsqu'elle est bien administrée & conformément au tempérament du malade, comme un moyen de rétablir la transpiration, de résoudre les humeurs stagnantes, & de rétablir la circulation.

Vers la moitié du mois de Juillet jusqu'au mois de Septembre, la même maladie régna à Nîmes, où elle n'enleva que très-peu de personnes.

M. Razoux , Médecin de l'Hôpital de Nîmes , en a tracé la defcription. Il dit qu'on l'appelloit la *Baraquette* , la *Grippe* , la *petite Pofte* , le *petit Courier*. Tab. No-
fol. p. 285.

Il la divife en trois claffes , relative-ment aux parties que cette maladie atta-quoit plus ou moins , fuivant en cela la divifion de l'Ecole de Salerne.

Si fluat ad pectus , dicatur Rheuma Catharrus ,
Branchus at ad fauces , ad nares efto Coryza.

La premiere claffe renfermoit ceux qui avoient un rhume de cerveau proprement dit , le *Coryza* des Anciens. Ils fe plai-gnoient d'un grand mal de tête ; la dou-leur fe faifoit fentir vers les finus fourci-liers ; les yeux étoient troublés , humides & larmoyans , les paupieres pefantes & com-me gorgées : ils avoient un éternument fréquent , un enchifrénement extrême , qui les empêchoit de refpirer , avec une perte totale d'odorat , & écoulement par le nez d'une eau très-limpide d'abord &

D vj

très-abondante , qui chaque jour prenoit plus de confiſtance , & après avoir été verdâtre , devenoit jaune & blanche. La fievre a preſque toujours précédé cet état, auſſi-bien que les laſſitudes ſpontanées, l'accablement , l'affaiſſement des membres & de tout le corps. Il y a eu bien peu de malades qui n'ayent pas reſſenti la fievre qui l'accompagnoit.

Dans la ſeconde claſſe étoient compris ceux qui , outre tous les ſymptômes que nous venons de décrire , & qu'ils éprouvoient dans un degré ſupérieur , étoient encore attaqués d'une fluxion à la gorge, avec enroument , ſéchereſſe de goſier , difficulté d'avaler , toux forte , rougeur au viſage , chaleur , aridité de la peau , pouls plein & tendu , & une fievre ardente qui duroit quatorze , ſeize , dix-huit , vingt-quatre heures , précédée de friſſons irréguliers. Le Coryza dans ceux-ci étoit porté à ſon plus haut période. Le nez étoit enflammé en dedans & en

dehors ; rouge & douloureux au toucher ,
on eût dit qu'il étoit attaqué d'éréfypele.
Les mucofités qui fortoient des narines
étoient fi âcres , fi mordicantes, qu'elles
faifoient enfler la lévre fupérieure & l'ex-
corioient. La douleur de tête étoit exceffive ; les arteres temporales battoient , la
bouche étoit pâteufe , & la langue blanche ; à la perte de l'odorat fe joignoit
encore celle du goût & de l'appétit.

Ceux enfin de la troifieme claffe étoient
dangereufement malades , foit qu'ils euffent négligé leurs catharres dans les commencemens , foit qu'ils euffent été faifis &
comme atterrés par la violence du mal. Ils
avoient ordinairement une grande difficulté de refpirer , une douleur gravative
fur la poitrine , qui s'étendoit quelquefois
fur les côtés ; la toux étoit quinteufe ,
violente & même avec fifflement. La fievre étoit plus forte & plus confidérable
que dans les malades des deux autres claffes : elle redoubloit même le foir. Les

malades paſſoient de mauvaiſes nuits, ils étoient inquiets, ne pouvoient dormir, quoiqu'ils fuſſent aſſoupis, & d'autant plus tourmentés par la toux qu'elle étoit plus féche. Les crachats étoient d'une viſcoſité étonnante ; on avoit beaucoup de peine à les détacher, quelquefois même ils étoient ſanguinolens. Ce n'étoit cependant que par les violens efforts de la toux qu'on en rendoit de cette qualité. L'enroument étoit extrême ; on ſentoit une âcreté dans le goſier qui excitoit de la toux. Les muſcles du cou & de la poitrine étoient gênés dans leur action, & preſque toutes les glandes du cou & de la bouche gonflées. A tout cela ſe joignoient encore des douleurs vagues par tout le corps, des friſſons & des anxiétés ; le pouls de ces malades étoit plein, dur & tendu. Quelques-uns étoient fort alterés, d'autres ne l'étoient point du tout : ceux-ci formoient le plus grand nombre.

M. Razoux regarde la ſuppreſſion de la

tranfpiration comme la feule caufe de la
maladie , & confeille les infufions théï-
formes pour exciter une douce moiteur.
Pour la faignée , il la croit effentielle dans
la troifieme efpece de catharre.

Dans les mois de Septembre & d'Octobre de la même année 1762 , la maladie dont il s'agit s'étendit dans plufieurs
Provinces de la France. M. de Breft,
Médecin , l'indique dans le Journal de
Médecine. Elle ne fut , dit-il , dangereufe
que pour ceux ou qui ne fe ménagerent
pas , ou qui ne s'en rapporterent pas affez
à la nature. Tout le traitement confiftoit
dans l'ufage d'une tifane mucilagineufe
& pectorale. Rarement les faignées trou-
voient-elles place , encore moins les purgatifs : ils ne faifoient qu'irriter le mal ,
& ils devoient le faire ; les humeurs fe
trouvant privées de leurs parties les plus
fluides que la féchereffe & la chaleur
avoient diffipées , les folides devoient
manquer de foupleffe , & les Médecins

Journ. de
Méd. 1765,
Févr.

n'ignorent pas que lorſque les fibres ſont roides & tendues, les purgatifs doivent être exclus du traitement de la maladie, juſqu'à ce qu'on ait rendu aux fibres le degré de ſoupleſſe néceſſaire pour céder à l'action irritante du purgatif.

On voit dans l'épidémie de cette année les avis partagés ſur la ſaignée, relativement aux ſaiſons pendant leſquelles elle régna en différens pays.

Il nous reſte à parler de l'épidémie de 1775 & de l'épidémie régnante (1780): nous le ferons en peu de mots, pour ne point nous écarter de notre objet. Le tableau de ces épidémies ſera complété par les deſcriptions des Médecins de la Capitale, & par celles des Médecins des différentes P ovinces.

Epidémie de 1775.

Le printemps & l'été de 1775 avoient été très-ſecs & très-chauds ; mais l'automne fut pluvieux, & l'atmoſphere étoit prefque continuellement chargée de brouillards, fouvent fétides. A la fin de Novembre, la maladie catharrale commença à fe déclarer par des douleurs de tête d'une violence inexprimable. Ces douleurs duroient vingt-quatre heures, & fe terminoient naturellement par un rhume de cerveau ou de poitrine : mais des remedes précipités ou mal appliqués, donnoient quelquefois aux malades le coup de la mort. Cette invafion a été univerfellement la même pendant quelques jours.

Enfuite la maladie a changé de forme. Les uns fe plaignoient de points douloureux très-vifs à la plévre, d'autres à la région du foie, quelques-uns à la rate, & plufieurs au ventre. Si, pour guérir ces douleurs, on fuivoit le traitement des maladies inflammatoires, les malades en étoient bientôt les malheureufes victimes. Les maux de gorge ont été peu dangereux & affez rares : cependant on a vu dans des Communautés toutes les perfonnes qui les habitoient, saisies dans le même moment à la gorge, sans doute par l'âcreté du brouillard. La toux dans ce second période a été presque universelle, & souvent opiniâtre. Dans les uns, elle étoit séche & convulsive, accompagnée quelquefois d'un serrement de poitrine qui les empêchoit de respirer ; dans les autres, elle étoit humide & profonde, résistant presqu'à tous les remedes, & il survenoit souvent des crachats sanguinolens qui n'avoient aucune suite fâcheuse. Il en étoit de même des flux-de-ventre, qui n'ont pas été rares, & dont quelques-uns étoient aussi sanguinolens. Plusieurs, sans éprouver ces symptômes, ont eu simplement pendant quelques jours la fievre catharrale ou quotidienne : l'accès prenoit sur le soir, & augmentoit pendant la nuit, après avoir été précédée d'un froid qui couroit dans tous les membres & le long de l'épine du dos.

A ce second période en a succédé, vers

la fin de Décembre , un troifieme , confiftant en une proftration totale & prefque fubite de toutes les forces. Quelques
perfonnes attaquées depuis long-temps de
maladies chroniques , ont été abattues par
ce nouvel accident , fans qu'on pût leur
porter aucun remede , ni les retirer du
tombeau ; d'autres , bien conftituées , ont
été terraffées comme d'un coup de foudre , fans qu'on eût à peine le temps de
leur donner du fecours. Ces morts fubites
n'ont pas été rares. Appellé à propos au-
près d'une perfonne qui venoit de tomber
dans une afphyxie femblable , je l'ai ra-
nimée par les volatils & les diaphorétiques : l'accident s'eft changé en une efpece de paralyfie ou d'engourdiffement
de tout le côté gauche , qui fe portoit jufqu'au cœur , & y faifoit éprouver de temps
en temps des défaillances mortelles. Les
mêmes moyens continués , de larges véficatoires , & une fuite de remedes convenables , ont enfin rétabli la malade dans

ſon état naturel, mais avec beaucoup de peine, & après un laps de temps confidérable.

Épidémie de 1780.

L'année 1779 avoit été depuis le commencement jusqu'en automne ſujette à des variations ſenſibles de l'atmoſphere, tantôt il y avoit excès de ſéchereſſe, tantôt excès d'humidité. L'automne a été conſtamment humide, ſans gelée juſqu'à la fin de Décembre.

Depuis le 14 de Novembre les ouragans ont été très-fréquens, & ont duré des ſemaines entieres. Pendant ce temps, le thermometre deſcendoit plus bas qu'on ne l'obſerve ordinairement, & remontoit avec précipitation. Il y a eu quelques brouillards peu ſenſibles.

Les derniers jours de Décembre ont été plus froids.

Le premier Janvier, la gelée a été ſuivie dans l'après-midi d'un brouillard glacial ; les gelées ont continué de ſe faire fentir le refte du mois, mais avec des interruptions affez fréquentes, qui faifoient paffer rapidement d'un temps fec & froid à une température douce & humide.

Le 15, cette variation fubite a été plus fenfible, & à la gelée de la matinée a fuccédé un dégel accompagné d'une fonte d'eau confidérable. Une petite pluie froide tomboit continuellement les jours fuivans. La gelée, le dégel, la neige fe font fuccédés jufqu'au 27.

Une année auffi variée, terminée par des ouragans prefque continuels, étoit propre à fupprimer la ttanfpiration & à difpofer au catharre : le brouillard froid & pénétrant du premier Janvier, femble l'avoir déterminée. C'eft à-peu-près de ce jour qu'on peut dater l'époque des indifpofitions & des maladies qui regnent actuellement à Paris ; elle a commencé affez univerfellement par une toux profonde que paroiffent avoir occafionné les particules glaciales du brouillard du premier Janvier. Cette toux avoit différens degrés d'intenfité : chez les uns elle venoit avec facilité, fans aucun accident, & étoit fuivie affez promptement d'expectoration : chez d'autres, elle étoit précédée, pendant deux ou trois jours, de ferrement de poitrine, avec une douleur fourde le long des fauffes côtes, & une fuffocation qui ne permettoit pas aux malades l'effort de la toux. Avec ces premiers fymptômes marchoient les friffons, ou plutôt un froid de tout le corps, fuivis d'une petite fievre, appareil ordinaire des maladies catharrales ; au bout de deux ou trois jours la tranfpiration venue naturellement, ou provoquée par les fecours de l'art, facilitoit le jeu des poumons : les malades fe fentoient foulagés ; la toux étoit alors profonde, & quinteufe ; les efforts continuels produifoient quelquefois un léger mal de tête ; peu après l'expectoration fe faifoit aifément ; l'urine étoit affez généralement chargée, tantôt rouge, tantôt pâle, de couleur d'urine de jument ; plusieurs ont eu quelques crachats sanguinolens & des saignemens de nez qui n'ont point été dangereux. La manne à petite dose, les boissons délayantes & très-légerement diaphorétiques, le lait de poule, &c. m'ont paru remplir suffisamment toute l'attente du Médecin.

Chez d'autres enfin, le catharre a attaqué les poumons plus dangereusement, & a produit des fluxions de poitrine, des catharres suffoquans, pituiteux ou inflammatoires. Plusieurs vieillards, & autres personnes de tempérament foible, ont éprouvé des refroidissemens universels par tout le corps, qui ont été suivis tantôt d'un embarras de tête tenant du délire, tantôt de foiblesse & de défaillance de nature, propre à éteindre en eux le principe de vie.

Les fluxions de poitrine, lorsqu'il n'y avoit point de complication d'autres maladies anciennes ne m'ont paru avoir rien d'inquiétant ; une ou deux faignées dans le commencement, arrêtoit ordinairement l'oppreffion & le crachement de fang ; les indications étoient d'ailleurs les mêmes que dans les fortes toux, & la maladie ne duroit dans fa force que fept jours.

Les catharres fuffoquans, maladie très-aiguë & très-violente, accompagnée dès le commencement d'un pouls plein & intermittent, & d'une fuffocation fubite, exigeoient felon leur nature, ou des incififs feuls, tels que l'oxymel fcillitique, ou les mêmes moyens, aidés du fecours de la faignée & autres remedes que les connoiffances de l'art pouvoient fuggérer.

Pour les refroidiffemens, il falloit rallumer la chaleur par les cordiaux, & ranimer la circulation par les efprits volatils.

Depuis la fonte d'eau furvenue le 15 Janvier, on a vu régner généralement l'efpece de catharre, connu fous le nom

de

de coryza ou rhume de cerveau : depuis cette feconde époque qui , dans les épidémies catharrales , eft ordinairement la premiere , l'humeur catharrale s'eft répandue fur les différentes parties du corps, & au lieu d'affecter uniquement le poumon , elle s'eft portée ou fur la membrane pituitaire, ou fur les mufcles de la tête , ou fur les yeux , ou fur les oreilles , ou fur le palais & la gorge, ou fur le canal inteftinal , ou fur toute l'habitude du corps. Ainfi les uns éprouvoient un enchifrénement qui avoit différens degrés d'intenfité. J'en ai vu de très - violens , accompagnés de douleur & pefanteur dans toutes les parties de la tête, au front, aux yeux, aux oreilles ; le vifage étoit enflammé , le pouls avoit quelque roideur ; il s'enfuivoit un état prefqu'apoplectique qui fe diffipoit en peu de jours, à l'aide des bains de pied, des fumigations d'eau tiede, & des autres moyens propres à détendre & à exciter une douce tranf-

E

piration ; les malades ſuoient copieuſe-
ment & ſe ſentoient peu-à-peu la tête
débarraſſée ; d'autres reſſentoient des douleurs de tête rhumatiſmales très-aiguës,
ou des ophthalmies accompagnées de lar-
moiement ou des douleurs d'oreilles de la
plus grande violence, qui cédoient difficilement aux émolliens, & ne s'appai-
ſoient que par l'excrétion d'une ſéroſité
abondante & très-fétide par les oreilles,
& d'un mucus très-épais par les narines,
quelquefois le *coryza* étoit accompagné de
ſurdité. Pluſieurs ont eu des maux de gorge
peu inflammatoires qui ont été guéris ſans
le ſecours de la ſaignée par les topiques &
gargariſmes convenables, aidés d'une tranſpiration douce & continue : quelques-uns
ſe ſont plaints de coliques, ſoit de l'eſtomac, ſoit des inteſtins : les premieres,
qui ſe ſont principalement obſervées dans
les temps de neige, étoient accompagnées
d'un ſentiment de froid glacial dans ce
viſcere, ou de beaucoup de vents, quel-

quefois de vomiſſemens; les ſecondes pro-
duiſoient un flux dyſſenterique, ou enfin
il ſe déclaroit une fievre catharrale, qui
parcouroit également tout le ſyſtême vaſ-
culaire, ſans affecter plus ſenſiblement
aucune partie. Chez quelques-uns l'humeur a paru ſe porter ſur le foie, & a
produit des jauniſſes.

En général ces affections, ſur-tout dans
la premiere époque, ont été de peu de
durée; leur guériſon a été plus l'ouvrage
de la nature que celui de l'art; les malades ont éprouvé un échauffement qui,
retenu dans un juſte degré, accéléroit la
coction; ils ont ſué très-facilement, &
cette criſe naturelle abrégeoit le cours
de la maladie. Quelques-unes ont été
plus graves; & la nature foible par elle-
même, ou déja épuiſée par d'anciennes
maladies, n'a pu ſupporter l'impreſſion
de froideur de l'humeur de la tranſpiration répercutée, ou les chocs réunis de
celles qui, précédemment, exerçoient

déja leur ravage dans le corps, c'eft alors
que fe refufant aux fecours de l'art, elle
a fuccombé fous le poids de la maladie.

On a donné les noms de *Follette, Co-
quette, Grenade, Générale* à cette épidémie, dont le cours va fans doute être ar-
rêté par les gelées féches & perfévéran-
tes, qui fe font fentir depuis le 26 Janvier, & par les vents de Nord & d'Eft,
qui regnent depuis le 22.

Nous avons jufqu'ici préfenté la defcription des épidémies catharrales. Nous
allons à préfent recueillir des différentes
obfervations que nous avons rapportées,
les regles pour le traitement de ces épidémies.

II. PARTIE.

Le traitement peut être confidéré ou
en général, ou relativement aux différentes circonftances.

Nous commencerons par le traitement
général.

1°. Le principal moyen vraiment cu-

ratif dans les épidémies catharrale, con-
fifte à rétablir la tranfpiration : tous les
obfervateurs que nous avons cités en conviennent. En effet quelle eft la caufe de
ces maladies ? La fuppreffion de la refpiration. Quel en doit être le remede ? Le
rétabliffement de cette même tranfpiration.

Mais pour l'obtenir, doit-on ufer indifféremment dé tous les diaphorétiques ? Il
y en a de plufieurs efpeces.

Les uns agitent le fang & augmentent
fa circulation , & c'eft en échauffant qu'ils
produifent leur effet ; tels font les aromatiques fpiritueux , ils doivent être ména-
gés avec beaucoup de circonfpection , &
font fouvent dangereux.

D'autre divifent puiffamment la lymphe épaiffie , ils lui donnent du jeu & fa-
cilitent fon expulfion ; dans cette claffe
font rangés les alkalis , tant fixes que vo-
latiles, les ammoniacaux , les nitreux,
les antimoniaux.

E iij

Quelques-uns agiffent d'une maniere plus éloignée : l'action des folides n'influe pas moins fur l'œconomie animale que celle des fluides. Il y a un commerce réciproque entre les uns & les autres, & les reffources de l'art font tellement multipliés, qu'on parvient au même but en corrigeant l'état des fluides & des folides. Si l'on s'arrête à la crifpation, à l'irritation, à l'inflammation des folides qui, par leur influence fur l'extérieur, fur la furface de la peau, & fur le mouvement du fang, empêchent l'émanation du fluide de la tranfpiration, on peut modérer ces trois effets, amollir en quelque forte les fibres crifpées par les boiffons abondantes d'eau tiéde ou autres délayans, & par les fumigations fimples, calmer l'irritation par les narcotiques & autres tempérans & émolliens, éteindre l'inflammation par la faignée, par l'acide du vinaigre, le nitre, l'eau froide, &c. & de chacun de ces remedes appliqués à propos, quoique contraires en apparence, suivra le même effet, la transpiration.

Si l'on remonte à la cause qui a produit sur les fluides & les solides les effets dont nous venons de parler, je veux dire, l'acrimonie des humeurs dans les premieres voies, on ne sera plus étonné de voir les plus grands Médecins appliquer avec succès comme diaphorétiques, les absorbans, quelquefois les vomitifs.

De ces moyens combinés, résulten des diaphorétiques composés, tels que la thériaque, &c.

C'est au Médecin prudent & éclairé à varier ces moyens selon les circonstances le tempérament du malade, la qualité de l'humeur de la transpiration qui joue ici le principale rôle. Cette humeur est ou froide & pituiteuse comme dans la plupart des vieillards, les tempérans dont la fibre est lâche, & qui ont les visceres tapissés de glaires, & le sang surchargé d'une sérosité visqueuse, ou bien elle a une acreté plus ou moins active, qui produit irritation ou inflammation plus ou moins fenfible, felon le degré d'irritabilité ou de tenfion de la fibre. C'eft ce qui a donné lieu à l'ancienne divifion des catharres en catharres froids & en catharres chauds, & qui oblige d'employer un traitement fouvent tout oppofé, & cependant également diaphorétique.

Quelquefois outre les caufes de la fuppreffion de la tranfpiration qui produifent les catharres ordinaires, l'atmofphere eft chargée de parties hétérogenes qui alterent la maffe du fang : de-là naiffent de nouveaux accidens femblables à ceux des fievres malignes. Le catharre porte alors le nom de catharre malin, & c'eft dans ce cas que les Médecins ontemployé ordinairement les diaphorétiques cordiaux & abforbans.

Parcourons les autres remedes généraux à employer, ou à éviter dans le catharre.

II. La faignée ne convient point effen-tiellement, ni par elle-même dans cette maladie, felon le témoignage des Obfer-vateurs. Prodiguée, elle eft fouvent mor-telle, ménagée avec foin dans certains cas dès le commencement, elle peut être d'un grand fecours. Le fang que l'on tire, eft le plus ordinairement cou-vert d'une couenne blanche.

III. Les vomitifs forts & les draftiques, font très-dangereux. Les doux vomitifs dans le commencement font utiles, lorf-qu'il y a fauffe peripneumonie : mais les purgatifs les plus doux ne conviennent or-dinairement que dans l'état de coction ; à la fin de la maladie, ils doivent être ré-pétés pour éviter la phthyfie pulmonaire.

IV. Les béchiques produifent rare-ment l'effet qu'on devroit en attendre.

V. Les diurétiques au contraire fur-paffent fouvent les efpérances, & pro-duifent auffi l'effet diaphorétique. On fait d'ailleurs que les fueurs & les urines ont entr'elles la plus grande analogie.

VI. Les parégoriques ou narcotiques demandent du difcernement, ils temperent l'acrimonie de l'humeur, & calment les vives douleurs qui, fans ce fecours, exigeroient la faignée. Un effet fecondaire eft de faciliter les excrétions, l'écoulement des humeurs, la tranfpiration. Il peuvent être fuppléés avec moins de précautions dans les toux opiniâtres par les adouciffans onctueux ou mucilagineux, tels que les bouillons coupés, les potions huileufes, la manne à petite dofe, le lait de poule, le loochs, la guimauve, &c.

VII. Les véficatoires à la nuque font utiles dans les catharres malins pour évacuer la lymphe. Appliqués fur le côté douloureux, ils font recommandés par quelques Médecins: dans des cas moins urgens, plufieurs emploient avec fuccès des topiques de veine, d'aveine fricaffée avec du vinaigre, de fimples graiffes.

Traitement particulier de chaque épidémie catharrale.

De ces loix générales , venons à des loix plus particulieres & relatives aux conftitutions de l'air , qui ont produit les épidémies catharrales.

L'air agit fur le corps de deux manie-res , foit à l'extérieur en frappant fa fuperficie , & produifant différens effets fur la tranfpiration , foit à l'intérieur par les organes de la refpiration & de la fangui-fication ; & c'eft alors principalement , s'il eft altéré, qu'il y a de la malignité dans les maladies qu'il occafionne.

Quelquefois il n'agit que d'une feule de ces deux manieres, mais affezfouvent dans les épidémies catharrales , il agit de l'une & de l'autre. On peut recueillir ces diffé-rences des obfervations que nous avons rapportées.

E vj

Épidémies catharrales, où l'air agit feule-
ment à l'extérieur.

Dans certains catharres il agit feulement à l'extérieur. Ainfi nous voyons
que dans les temps fimplement pluvieux
& chauds comme en 1574, ou froids
comme en 1744, cette atmofphere humide produit des affections catharrales,
fluxionnaires, rhumatifmales & apoplec-
tiques. Cet effet eft produit d'un côté par
la fuppreffion de la tranfpiration, de l'autre par la furabondance de la lymphe.

Ces épidémies font ordinairement bénignes, & exigent peu de remedes : ils
confiftent moins à évacuer la lymphe qu'à
procurer fa coction.

Dans le froid humide elles font plus
longues & durent quelquefois trois &
quatre femaines fans aucune crife fenfible : elles attaquent principalement les
tempéramens foibles & les vieillards : fi
la conftitution perfifte long - temps, la

lymphe peut se vicier & acquérir une acrimonie maligne. Delà les taches pourprées, les nausées, les vomissemens, une prostration de forces, une ardeur d'urine, qui se mêlerent aux maladies catharrales de 1744. On conçoit que la saignée ne peut être alors que dangereuse; mais pourquoi les vésicatoires augmentent-elles l'assoupissement, & le feu que l'on ressent dans la tête, comme on l'a observé cette année?

Dans les printemps froids, comme en 1658, 1742, 1743, la lymphe excrémentitielle qui s'évacue ordinairement en cette saison par ses différens émonctoires, trouvant alors les pores bouchés par le froid continué, se reporte à l'intérieur, & produit des épidémies catharrales. C'est le propre du froid humide de prolonger les maladies, & d'empêcher les crises; c'est ce que l'on remarque dant ces épidémies: elles sont moins fâcheuses en elles-mêmes que par leur suites, qui sont de l'é-

puifement , des fievres lentes , continues
ou intermittentes , tierces ou demi-tier-
ces , des péripneumonies , des pleuréfies ,
des rhumatifmes , des dépôts dans la
poitrine , de la phthyfie. Les jeunes gens
font rarement les victimes de cette mala-
ladie , la vigueur de l'âge , la chaleur du
fang triomphe bientôt chez eux des af-
fauts de la maladie ; un faignement de nez
copieux les délivre fouvent avant le quatrieme ou le cinquiéme jour. Dans un
âge plus avancé , la poitrine fe dégage
quelquefois aifément des dépôts lymphatiques , qui s'y font formés ; une fueur
abondante détend les membranes le deux
ou le trois , & le quatre ou le fept , au plus
tard : le onze ou le quatorze la crife s'an-
nonce par de fortes expectorations & des
urines chargées d'un fédiment blanc ,
muqueux , abondant. Mais chez les vieillards , fur-tout s'ils font déja afthmatiques ,
l'effort de la nature eft trop foible ; la
plupart y fuccombent : le pouls plus vif

dans cette efpece d'épidémie catharrale,
le fommeil inquiet, la douleur & l'inflammation des yeux, les crachemens de
fang, les déjections fanguines, les faigne-
mens de nez, quelquefois critiques, mais
fouvent fymptomatiques, indiquent l'effervefcence du fang due à la faifon. Auffi
les Médecins s'accordent-ils à regarder la
faignée comme plus néceffaire dans les
catharres du printemps & de l'été que
dans les autres, fon omiffion peut alors
faire tourner la maladie en fievre aiguë,
pleurétique ou rhumatifmale, ou dégénérer en phthyfie pulmonaire. Il faut la
faire dès le premier jour fans fe laiffer
féduire par les anxiétés & la langueur que
pourroient éprouver les malades, & qui
viendroit de plénitude. La faignée, faite
à propos, délivre la nature du poids qui
l'opprimoit, la fortifie, rétablit la circulation, & en détendant les vaiffeaux aide
à la tranfpiration : mais elle ne doit point
être prodiguée, même dans cette conf-

titution ; car alors , comme l'ont remarqué les obfervateurs , elle arrête la tranfpiration en diminuant les forces , elle augmente les férofités acres , les rend plus tenaces , allume la fievre , prolonge le catharre , & rend la maladie maligne. Au refte il ne faut pas toujours la juger maligne par les feules taches pourprées qui paroiffent quelquefois le vingt. C'eft une éruption critique conforme à l'effort ordinaire de la nature dans cette faifon , elles terminent la maladie : d'autres fois ce font des puftules rouges brûlantes. Il eft néceffaire, dans le traitement, d'avoir égard à cette indication , & d'entretenir les fueurs qui viennent dès le commencement de la maladie , & qui fans en être la crife , comme dans d'autres conftitutions, y préparent les voies. Les diaphorétiques à employer, font les abforbans, à caufe de l'effervefcence du fang produite par la faifon : on peut même , avec avantage , les aciduler. Les boiffons dé-

layantes, atténuantes, résolutives & adouciffantes, le petit lait délayé, les hor-
déacées rempliffent la même indication,
& produifent de bons effets. C'eft dans
cette conftitution qu'Huxham a vu réuffir
le café au lait. Pour les diaphorétiques
trop chauds, on fent qu'ils doivent nui-
re, auffi les a-t-on vu fuivies de péripneumonies. Ces maladies, d'ailleurs, font
déja relatives à la faifon, & leur remede
le plus efficace eft un léger émétique auffi-
tôt après la faignée, fans négliger les incififs comme l'oxymel fcillitique, la gomme ammoniaque, & les délayans réfolutifs.

Lorfque la toux eft trop acre, on voit
alors réuffir les huileux, & finguliere-
ment les narcotiques, l'élixir parégorique
de la Ph. de Lond. entre tous les autres,
réunit à l'effet calmant, celui d'exciter
des fueurs avantageufes; dans cet élixir
le Laud. liq. eft affocié au benjoin, à
l'efprit vol. arom. huil.

La difficulté des crifes, dans cette efpece de catharre, les varie quelquefois, mais le plus ordinairement elle se fait par les selles ; car il survient aux malades des diarrhées dyssentériques, qu'il faut aider & entretenir par des purgations douces, loin de vouloir les arrêter.

Lorsque la maladie dégénere en fievres lentes avec foiblesse universelle, langueur d'estomach, foiblesse du pouls, petite toux, anxiétés, soupirs, tremblemens & vertiges, le quinquina produit des effets merveilleux : il agit par sa vertu tonique & sans une indication marquée. Il n'a pas besoin d'être aidé ni précédé par les purgatifs.

On peut rapporter à cette espece de catharre celui qu'on éprouva à Londres en 1762, dans le mois d'Avril. Il régna dans d'autres pays, en Juin & Juillet, & dut être rangé parmi les catharres d'été.

En effet, dans les temps secs & chauds, s'ils sont entremêlés de froid, comme en 1669, & dans quelques-uns des cathar-

res de 1762, la chaleur, dans cette conftitution, ouvre les pores de la tranfpiration, le froid qui arrive fubitement les
refferre, & fait refluer cette humeur à
l'intérieur; dans les fujets où elle eft abondante & tenue, il fe forme feulement un
coryza plus ou moins fort, felon le degré d'âcreté de l'humeur; la coction n'en
eft pas difficile dans cette conftitution.
Les fueurs copieufes avancent la guérifon. La maladie, dans ces cas, eft béni-
gne, & fe termine en cinq ou fix jours,
fans autre moyen qu'un régime diaphorétique. Mais dans les fujets où la lymphe
eft moins abondante & plus tenace, la
maladie eft plus férieufe. La refpiration
eft très-difficile, & accompagnée d'une
douleur gravative de poitrine, l'enrouement eft extrême, la toux quinteufe, les
crachats d'une vifcofité étonnante, &
quelquefois fanguinolens par les efforts
de la toux, les glandes font engorgées,
le pouls plein, dur, tendu. La faignée

eſt néceſſaire dès le commencement, mais ce n'eſt que pour aider la tranſpiration qui eſt la ſeule criſe de cette maladie. Il ſuffit d'ajouter à ce remede des boiſſons abondantes, chaudes & délayantes.

Dans les froids ſecs entremélés d'une température plus douce & humide, comme nous l'obſervons cette année 1780, on doit obſerver des ſymptômes à-peu-près ſemblables, mais avec des effets moins généraux d'inflammation. Les froids ſecs affoibliſſent & éteignent la chaleur naturelle dans les tempéramens foibles & maladifs. Chez les autres, cependant, ils la raniment, accélerent la coction, augmentent l'âcreté de la lymphe, & même peuvent produire des inflammations.

Épidémies dites Catharrales, où l'air agit ſeulement à l'intérieur.

L'air n'agit qu'à l'extérieur dans toutes les épidémies catharrales que je viens d'in-

diquer. Il agit feulement à l'intérieur fur
les organes de la refpiration & de la fan-
guification, foit en irritant les membranes & les glandes du palais & de la trachée-artere, foit en portant dans le fang
des miafmes malins, dans les épidémies
fimplement gutturales, comme en 1557,
1558, & autres que nous n'avons point
rapportées. Mais alors la maladie qui a
quelques apparences du catharre, en
porte fauffement le nom, l'irritation venant du dehors & non point d'un reflux
de la lymphe, ce que fignifie proprement le nom de catharre.

*Épidémies catharrales où l'air agit à
l'intérieur & à l'extérieur.*

L'air agit à l'intérieur & à l'extérieur,
principalement lorfque le temps eft chargé de brouillards, comme en 1580, 1676,
1729, 1732, 1737, 1775. En effet le
brouillard eft ordinairement une vapeur
qui s'éleve de la terre. Il entraîne avec

lui des particules hétérogenes qui irritent les glandes, & communiquent à la lymphe leur âcreté : & de plus, l'humidité qui en eſt inſéparable arrête la tranſpiration. Cette épidémie eſt plus maligne, & plus compliquée dans ſes effets. C'eſt alors que regnent les catharres ſuffoquans, les apoplexies, les morts ſubites : les malades ont des nauſées, des envies de vomir, de violens maux de reins & de tête, & ſouvent de gorge, des vertiges, des aſſoupiſſemens, quelquefois des inſomnies, des phréneſies, qui ſont un ſigne de mort. Ils éprouvent auſſi des engourdiſſemens, des tremblemens aux levres & à la machoire inférieure, des hoquets & des ſpaſmes. Le pouls eſt vif, fréquent, mais foible & petit ; il y a de plus proſtraction totale de forces. Les puſtules brûlantes, les taches pourprées & pétéchiales dans les corps pleins d'humeurs, les hémorragies, les diarrhées, ſont plutôt ſymptomatiques & fâcheuſes, que critiques & falutaires. La maladie eft plus dangereufe pour ceux qui ont déja dans le corps quelque vice ancien, profond & caché. La faignée leur eft très-contraire, de même qu'aux tempéramens foibles & pituiteux. En général elle convient moins dans cette conftitution que dans les autres : elle n'ôte point la malignité, développe au contraire le venin, ôte à la nature la force de vaincre la maladie, augmente la difficulté de refpirer, fupprime les crachats, produit de fauffes péripneumonies. Il faut cependant excepter les plétoriques, qu'il eft ordinairement néceffaire de faigner dès le commencement, fur-tout lorfqu'ils ont de vives douleurs, de la difficulté de refpirer, des élancemens dans les yeux. Les vieillards en font attaqués rarement, mais mortellement. Les enfans font quelquefois fauvés le 4 par un faignement de nez ou une diarrhée. Les mauvais jours font les 5, 7, 9, 11. La crife la plus universelle, est la transpiration copieuse. Celle des urines vient difficilement, & le plus souvent dans cette constitution, elles sont rouges.

Il est également utile dans cette épidémie d'entretenir la transpiration & de corriger l'acrimonie maligne de la lymphe. Si cette acrimonie irrite trop les membranes, c'est le cas d'employer les narcotiques, ou bien les diaphorétiques absorbans, qui non-seulement sont alors sudorifiques, mais adoucissent aussi l'acrimonie, & deviennent en même-temps diurétiques. Mais si l'effet de l'âcreté étrangere est d'épaissir & de coaguler la lymphe, ce qui produit des apoplexies, des paralysies, des catharres suffoquans, on doit éviter les narcotiques, & leur substituer les volatils aromatiques huileux. Il est nécessaire dans ces accidens de distinguer cette fausse pléthore de la vraie, dans laquelle les diaphorétiques trop chauds produisent du délire, de la céphalalgie,

phalalgie, de l'oppreſſion de poitrine, une inflammation, de l'inquiétude dans les membres, la diſſolution du ſang, des ſoubreſauts des tendons, & des ſuppreſ-ſions d'urine. La thériaque réunit heureuſement ces trois effets tempérés l'un par l'autre : celui d'entretenir la tranſpiration, de corriger l'acrimonie de la lymphe, & de calmer ſes effets irritans ; delà les élo-ges que lui donnent quelques Médecins. Il eſt quelquefois avantageux de remédier à la diſſolution ſcorbutique du ſang : & c'eſt une indication qu'Ettmuller ſeul avoit entrevue, & qu'a fort bien ſaiſie dans l'épidémie de 1775 M. Navier, pere.

Voici comment il s'exprimoit dans le Mémoire qu'il remit à l'Intendant de la Province.

« Dans le traitement du rhume épi-
» démique, lorſqu'il ne s'eſt trouvé com-
» pliqué d'aucune autre maladie, & qu'il
» ſe trouve dans des perſonnes ſaines &
» d'un bon tempérament, nous avons

» remarqué que, pour en obtenir la gué-
» rifon, il fuffifoit de leur faire obferver
» une diete délayante, confiftant en bouil-
» lons légers de bœuf & de veau, animés
» de la fubftance de carottes & de creffon
» de fontaine haché, ou, à fon défaut,
» de feuilles de choux, de navets non
» dépouillés de leur écorce, parce que la
» fonte catharrale de nos rhumes tenant
» de très-près à une diffolution fcorbuti-
» que, nous avons jugé que les végétaux
» cruciferes y feroient fur-tout très-con-
» venables. Par la même raifon nous fai-
» fons mettre dans le looch blanc de Codex
» deux gros d'oxymel fcillitique & trente
» ou quarante gouttes ou trois fcrupules
» d'efprit de cochlearia. Ce moyen réunit
» trois propriétés effentielles pour obte-
» nir la guérifon des maladies catharrales.
» Il adoucit l'acrimonie de l'humeur
» qui tombe dans la gorge. La partie fé-
» reufe, furabondante dans le fang, fe
» porte vers les fécrétoires des urines ; &

» par la vertu de l'efprit antifcorbutique,
» on empêche les progrès de la fonte du
» fang, & on parvient peu à peu à lui
» rendre fa confiftance. On obtient par-là
» encore un autre avantage. Il furvient
» aux malades dociles qui gardent le lit,
» des fueurs abondantes qui terminent la
» maladie en peu de temps. Pour entre-
» tenir & foutenir cette évacuation falu-
» taire, je prefcris aux malades dix à
» douze grains de thériaque, & un bouil-
» lon très-chaud par-deffus. Les véficatoi-
» res font auffi très-utiles ».

Ces obfervations de M. Navier font conformes à celles que l'on a faites dans les épidémies de ce genre. C'eft princi-palement ici que les vomitifs violens font contraires ; ils mettent en mouvement les parties âcres, dont ils augmentent l'ac-tion, & produifent des crachemens de fang, des naufées continuelles, des an-xiétés, des cardialgies, & une ardeur vers la région du cœur. Les forts drafti-

ques font auffi dangereux, & les béchiques produifent rarement leur effet.

Cette efpece d'épidémie eft plus dangereufe dans les endroits bas, humides,
où regnent beaucoup de brouillards. Le
froid l'arrête, comme en 1729 & en 1776,
ou la rend moins maligne, mais plus longue, comme en 1732. Elle eut alors le
caractere des épidémies catharrales prin-
tanieres.

L'explofion d'un phénomene igné la
fait auffi quelquefois ceffer, comme en
1737 en Angleterre. Les tremblemens de
rerre accompagnent auffi plufieurs des épidémies catharrales caufées par des brouillards de mauvaife qualité. Ainfi en 1580,
le 6 Avril, il y eut un tremblement de
terre par toute l'Angleterre, la France,
l'Italie. Le 1 Mai, il y en eut un autre affez
univerfel : le catharre parut en Juin.

En 1676, le 23 Mars, on vit des glo-
bes de feu dans la Turquie & en Italie,
qui confumerent quelques fommets d'ar-

bres & d'édifices ; le 31 Mars on en vit à Rome, à Florence, à Venise ; le 8 Avril, à Montpellier. Le 31 Septembre il y eut un météore igné dans toute l'Angleterre. Le catharre vint à l'équinoxe d'automne ; l'année suivante 1677 il y eut une éruption de volcans en l'Isle de Fer.

En 1703 on éprouva des tremblemens de terre violens à Rome ; le catharre régna dans cette Ville dans le même temps. En 1704, éruption du Vésuve.

En 1732, tremblemens de terre & phénomenes ignées annoncés dans la these de Jer. Jussieu. Catharres épidémiques en différens pays, en différens temps de l'année. En 1733, nouveaux volcans de Bohême.

En 1737, il se fit sentir soixante-sept secousses de tremblemens de terre en Souabe, aussi des épidémies catharrales se répandirent-elles en divers pays. Le 4 Décembre on entendit une explosion d'un phénomene igné en Angleterre, la maladie qui y régnoit cessa alors. De plus, il y eut une éruption du Vésuve.

Le même fait se répéta en 1775. J'étois à rapprocher les idées , réunies dans ce Mémoire , lorsque je sentis les secousses du tremblement de terre arrivé le 30 Décembre à dix heures cinquante minutes du matin. Les éruptions du Mont-Vésuve eurent lieu au commencement de 1776. On remarqua aussi que la gelée du 8 Janvier arrêta tout-à-coup les progrès de la maladie.

Sydenham, le pere des Observateurs modernes, avoit fait les mêmes réflexions en 1674 , au sujet de petites véroles qui avoient un caractere tout-à-fait particulier. Il est absolument persuadé que cette différence ne devoit point être attribuée aux variations ordinaires de l'air ; mais il lui paroissoit plus vraisemblable d'en reconnoître la cause dans quelque fermentation minérale qui remplissoit l'air de miasmes pernicieux , tantôt pour un genre d'animaux, tantôt pour un autre, & qui propageoit les maladies dépendantes des différens états de la terre, jufqu'à ce que cette fource d'exhalaifons fût entiérement détruite. *Vero-fimilius mihi videtur hunc vel illum aëris tractum effluviis repleri à minerali aliqua fermentatione; quœ aerem per quem feruntur particulis nunc huic animalium generi, nunc alteri exitialibus contaminantia, morbos variis terrœ affectibus appropriatos eo ufque propagant donec expiraverit fubterranea illa halituum minera.* Syd. fº. p. 30 (1).

On peut encore diftinguer d'autres efpeces de brouillards : celui qui paroît avoir occafionné la maladie actuelle, peut fervir d'exemple. Il eft arrivé pendant la gelée, & fes particules glaciales s'infinuoient profondément jufqu'aux dernie-

____

(1) Tout le monde connoît les pernicieux effets des moffettes, produites par une matiere inflammable. Si la moffette vient à s'embrafer, le danger ceffe.

res extrêmités des bronches. Ses effets peuvent s'expliquer fans avoir recours aux particules hétérogenes & malignes des autres brouillards.

Je terminerai enfin cette differtation par quelques obfervations des anciens Médecins fur les moyens de prévenir les catharres & de s'en préferver, moyens relatifs aux divers tempéramens.

Moyens préfervatifs des catharres.

Le vent du nord eft dangereux pour les perfonnes d'une conftitution délicate : elles font alors aifément attaquées de catharre.

Le vent du midi au contraire, produit cette maladie dans les perfonnes qui ont le cerveau chaud & humide : il accumule dans ce vifcere les férofités excrémentitielles qui s'y portent naturellement ; & c'eft pour cette raifon qu'il les rend lourdes, pareffeufes & accablées de péfanteur de tête. Elles doivent éviter le bain, l'excès de vin, la diete trop humectante.

Pendant l'hiver, les vieillards & ceux qui ont de même le cerveau froid & fec, font très-fujets au catharre, fur-tout s'ils paffent les bornes de la tempérance dans le manger.

A la moindre occafion, les perfonnes qui ont le cerveau foible, font attaquées de la même maladie ; & pour s'en préferver elles doivent fe fortifier la tête, éviter le chaud du midi, les promenades au foleil, fur-tout après avoir mangé avec quelqu'excès.

Les cerveaux froids & humides, prefque toujours endormis, font plus que tous les autres en proie au catharre ; dans ce cas, on doit fortifier l'eftomac & ne le point furcharger, & purger les férofités du cerveau, en fumant, en mâchant de la fauge, de la pyrethre.

En général, les moyens de fe prémunir contre le catharre, font d'entretenir la tranfpiration libre ; ils peuvent fe réduire à une tempérance exacte dans le boire & le manger, fur-tout dans le repas du foir, & une modération entiere de toutes les paffions. On doit auffi éviter les changemens rapides de froid au chaud, & de chaud au froid ; l'étude à la fuite des repas, les veilles prolongées dans la nuit, le fommeil en fortant de table, les alimens flatueux & de difficile digeftion. Enfin il eft utile de ne fe couvrir ni trop ni trop peu, & de fe livrer à l'exercice. Il ne faut cependant pas le faire avec excès, fur-tout après le repas.

On me pardonnera d'être entré dans des détails auffi étendus fur le catharrre épidémique. J'ai cru qu'il feroit utile de rappelles les époques différentes où cette maladie avoit paru, d'en rapporter les defcriptions données par les Médecins qui l'ont traité, & de tirer d'une foule de faits pofitifs des conféquences applicables à la pratique.

Cette méthode d'approfondir les maladies est longue, *ars longa*. Mais n'est-elle pas la moins conjecturale, la plus sûre & la plus conforme à celle d'Hippocrate? *Medicina jam ab antiquo exiſtit* De ver. Medecina. *& principium & via inventa per quam inventa & multa & probe habentia comporta ſunt, per multum adeo tempus. Et reliqua deinceps invenientur, ſi quis idoneus ſit, & jam inventorum graſſus, ex his ad perquirendum procedat.*

FIN

Paris, ce 1 Février 1780.

Typis mandetur, per me licet.
LE VACHER DE LA FEUTRIE, Decanus.

www.ingramcontent.com/pod-product-compliance
Ingram Content Group UK Ltd.
Pitfield, Milton Keynes, MK11 3LW, UK
UKHW020846120726
13693UKWH00002B/831